Das Psychisch Abnorme

Untersuchungen zur allgemeinen Psychiatrie

Von

Dr. Hemmo Müller-Suur

Privatdozent der Psychiatrie an der Universität
Oberarzt und Medizinalrat an der Landesheilanstalt
Göttingen

Mit 5 Abbildungen

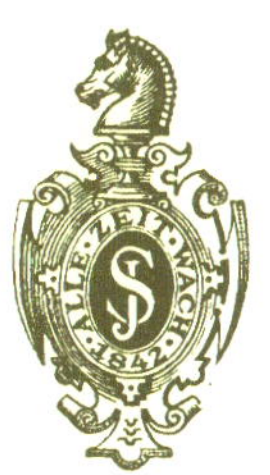

Springer-Verlag
Berlin / Göttingen / Heidelberg
1950

ISBN-13: 978-3-540-01486-7 e-ISBN-13: 978-3-642-86077-5
DOI: 10.1007/978-3-642-86077-5

Vorwort

Zweifellos ist die Aufgabe der Psychopathologie noch lange nicht am Ende, sondern sie hat noch ein weites Arbeitsfeld vor sich. Vor allem muß sie weiter versuchen, die zahlreichen vagen Fachausdrücke ... zu erklären, zu differenzieren und so festzulegen, daß sie eindeutiger und im Gebrauch der Willkür mehr als bisher entzogen werden." Im Sinne dieser Worte von KURT SCHNEIDER möchte die vorliegende Schrift ein Beitrag sein zur Arbeit an einem der Grundbegriffe der Psychopathologie, am Normbegriff.

Der Begriff des psychisch Abnormen ist nicht nur ein Begriff der Psychiatrie. Ja, im eigentlichen Sinne liegt er, wie sich zeigen wird, sogar außerhalb des rein medizinischen Bereichs. Ein Versuch zu seiner Klärung darf daher wohl hoffen, nicht nur als Beitrag zur allgemeinen Psychiatrie Interesse zu finden, sondern vielleicht auch als eine Anregung in den mannigfachen Bereichen, in denen die Frage der psychischen Norm eine Rolle spielt, aufgenommen zu werden. Aus diesem Grunde dürfte wohl das Erscheinen der Arbeit außerhalb des engeren Rahmens der Fachzeitschriften gerechtfertigt sein.

Die Arbeit will aber darum nicht etwa philosophisch, sondern sie will psychiatrisch verstanden sein. Sie ist entstanden aus dem Bemühen um Klarheit in rein psychiatrischen Fragen, welches nur notgedrungen auf philosophische Probleme führt. Man wird zur Beurteilung der philosophischen Orientierung der Arbeit dies berücksichtigen müssen. So möge der Philosoph verzeihen, wenn er die philosophische Problematik als solche in vielem für ihn unvollkommen erfaßt und durchgeführt finden wird. Die der Philosophie ferner Stehenden (und damit wohl auch die meisten Psychiater) werden es mir dafür vielleicht danken, daß das für das Normproblem nicht vermeidbare Eingehen auf philosophische und erkenntnistheoretische Fragen relativ einfach ausgefallen ist. Ich bin, wie gesagt, nicht mehr als unbedingt notwendig auf diese Fragen eingegangen. Es zeigt sich aber, wenn man sich ernsthaft um das Problem des psychisch Abnormen bemüht, wie hier z. T. schwierige Fragen der Philosophie und Erkenntnistheorie ihre durchaus greifbaren Beziehungen zu den Tatsachen des praktischen Lebens haben. Und es zeigt sich dabei auch deutlich, daß F. KRUEGER Recht hatte, wenn er (1918) in der Festschrift für JOHANNES VOLKELT feststellte:

„Indem seit etwa 100 Jahren die Seelenwissenschaft nicht ohne Gewaltsamkeiten sich von ihrer Mutter, der Philosophie, loslöste, konnte es nicht ausbleiben, daß dieser geschichtliche Trennungsprozeß auch Verbindungen ergebnisreicher Arbeitsgemeinschaft zerriß".

Besonders bemerkbar scheint mir dies am Psychogenieproblem zu sein, wo die zwar vorgenommene Rückorientierung zur Philosophie doch fast ganz einseitig spekulativ und daher z. T. recht fragwürdig aussieht. Mit dem hier (Kap. VIII) m. W. zum ersten Male durchgeführten Versuch einer rein deskriptiven (phänomenologischen) und mehr logisch orientierten Analyse des Psychogenen — das sonst, wohl wegen der ziemlich einseitig an HEIDEGGER orientierten Einstellung der Bearbeiter, immer nur genetisch und spekulativ „ontologisch" deutend (ontologisch-hermeneutisch) behandelt wird — hoffe ich daher einen etwas weiteren Horizont der philosophischen Orientierung für dieses Problem zu finden und damit vielleicht auch eine gewisse Brücke schlagen zu helfen zwischen „Schulmedizin" und „Psychotherapie".

Wenn ich mein Vorgehen auch vorwiegend „phänomenologisch" nenne, so doch nicht im Sinne einer *reinen* Phänomenologie (HUSSERL), sondern im Sinne einer *empirischen* Phänomenologie, die von FRANZ BRENTANO auch als „Psychognosie" oder deskriptive Psychologie bezeichnet worden ist und die HUSSERL als „Psychologismus" bezeichnet und verwirft. Diese empirische Phänomenologie kann sich gegenüber der reinen Phänomenologie, welche eines solchen Kriteriums ermangelt, auf die Tatsache der unmittelbaren Evidenz der inneren Wahrnehmung als Richtigkeitskriterium stützen; für die reine Phänomenologie löst sich dieses unmittelbare Evidenzkriterium in ein System von Beziehungen auf, für sie ist also das Zurückgehen auf ein empirisches Kriterium nicht möglich. Die empirische Einstellung ist auch als gnoseologische gegenübergestellt worden der ontologischen Einstellung HUSSERLS, aus welcher letzteren sich sowohl die gegenstandstheoretische Ontologie, wie sie für mein Gefühl NICOLAI HARTMANN heute am gewichtigsten vertritt, als auch die Ontologie HEIDEGGERscher Prägung entwickelt hat, bei der die reine Wesensschau HUSSERLS zur Hermeneutik (Sinndeutung der Existenzphilosophie) wird. Diese existenzphilosophische Hermeneutik ist, wie schon gesagt, der psychotherapeutischen Schule, soweit diese eine Besinnung auf ihre Grundlagen vornimmt, mehr oder weniger maßgebend geworden.

Ohne eine solche ontologische Einstellung ablehnen zu wollen, glaube ich doch die gnoseologische Einstellung als Grundlage für die psychopathologische Erkenntnis annehmen zu müssen. Nur mit ihr sind wir jedenfalls in der Lage, für die verschiedenen Differenzen des Normbegriffs einen einheitlichen Beziehungspunkt zu finden, welcher klar begreiflich und anschaulich vorstellbar ist (Kap. IV). Eine solche gnoseologische empirische Psychologie müht sich also nicht um Deutung, sondern um unmittelbare Erkenntnis. Es geht ihr weniger um Erspürung der Hintergründe als um präzise Erfassung des unmittelbar greifbar Gegebenen. Sie kann ihre Voraussetzungen etwa in folgende Sätze fassen: 1. Es gibt seelisches Erleben; man kann aber nicht annehmen, seelisches Erleben sei „unbedingt notwendig". 2. Auf Grund der Tatsache des seelischen Erlebens kann man annehmen: seelische Wesen sind „wahrscheinlich", körperliche Dinge sind „möglich" (im Sinne von „weniger wahrscheinlich"); d. h. seelischen Wesen kommt in dieser Sicht ein stärkeres Realitätsgewicht zu als körperlichen Dingen. 3. Mit dem „Möglichen" rechnend, muß man das „Wahrscheinliche" verwirklichen; erkennen muß man, was (verwirklicht) ist. — Auf diese Voraussetzungen führt jedenfalls die Analyse unseres empirischen psychischen Normbegriffs.

Wenn auch der praktische Arzt wohl selten in die Lage kommen wird, daß für ihn die Anwendung der hier entwickelten differenzierten Normbestimmung (Kap. V und VI) notwendig wird, so mag für ihn doch das Wissen um deren Möglichkeit und um die Notwendigkeit einer differenzierten Normanalyse für ein gültiges Urteil über psychisch Abnormes nützlich sein, um ihn vor vorschnellen Fehlurteilen in dieser Hinsicht zu schützen und ihn zur Vorsicht zu mahnen, daß er abnormen Menschen nicht unbedacht Unrecht tut. Dem Kliniker aber, so hoffe ich, können Untersuchungen nach Art der hier vorliegenden doch auch unmittelbare Anregung zur Verfeinerung der psychopathologischen Diagnose geben; und die psychologische Diagnose bleibt ja auch selbst im Gebiet der speziellen somatologischen Psychiatrie, wie Ewald gesagt hat, „immer der wertvollste Indikator für unsere Rückschlüsse auf die Körperlichkeit".

Zur Verfolgung des Ganges der vorliegenden Untersuchung wird nichts weiter vorausgesetzt als lediglich stellenweise jene „Anstrengung des Begriffs", die ja sowieso zu jedem wissenschaftlichen Studium notwendig ist, das eigenes Mitdenken und nicht nur passive Rezeption von „Erfahrungs-Material" erfordert. Die herangezogenen Beispiele sind zu einem Teil aus der engeren Erfahrungswelt des Psychiaters genommen; diese speziell psychiatrischen Beispiele können aber von dem der Psychiatrie ferner stehenden Leser ohne Gefahr für das Verständnis des Ganzen beim Lesen übergangen werden.

Eine Übersicht über den Gang der Untersuchungen kann man durch die Inhaltsangaben der laufenden Paragraphen gewinnen. Für die Orientierung über die im Text angeführte Literatur ist ein Namenverzeichnis beigegeben. Die gewonnenen Differenzen des Normbegriffs sind in einer Tabelle am Schluß des Buches (s. S. 145) zusammengefaßt. Durch die Beigabe schematischer Darstellungen sollen die z. T. recht komplizierten Zusammenhänge so weit wie möglich konkretisiert und damit das Verständnis erleichtert und möglichst eindeutig gestaltet werden.

Göttingen, im August 1950.

H. Müller-Suur.

Inhaltsverzeichnis

I. Die Notwendigkeit einer begrifflichen Klärung des psychisch Abnormen.

§ 1. Die praktische Notwendigkeit der Frage nach der Bedeutung des Ausdrucks „abnorm“.

Fast täglich wird der Psychiater gefragt, ob diese oder jene Erscheinung, ob dieser oder jener Mensch normal sei; fast täglich äußert sich der Psychiater zu dieser Frage meist ohne viel Bedenken und meist auch wohl, ohne daß Schwierigkeiten des Verstehens zwischen Fragendem und Befragten entstehen. Was normal sei, scheint als mehr oder weniger selbstverständlich festzustehen.

Kaum wird daher wohl auch einmal gefragt, was denn mit „normal“ selbst überhaupt gemeint sei, sondern fast immer nur wird nach etwas Bestimmtem gefragt, ob dieses normal oder abnorm sei. — Man fragt so z. B., ob es (noch) normal sei, wenn man sich als erwachsener, aufgeklärter Mensch vor Gespenstern fürchte, ob es normal sei, wenn man behaupte, Gedanken lesen zu können, ob es normal sei, wenn man sich bei geringsten Anlässen unmäßig errege, oder wenn man einen Irrtum nicht einsehen wolle, oder wenn man von einem Gedanken nicht loskomme, oder wenn man Häßliches schön finde oder das Böse dem Guten vorziehe u. a. m. Aber man fragt fast nie, was denn eigentlich der Ausdruck „normal“ dabei bedeute.

Für die durchschnittliche Verständigung scheint diese Frage auch nicht nötig zu sein. Aber schon der praktisch tätige Psychiater kann sich nicht immer nur mit einer durchschnittlichen Verständigung begnügen, die mehr oder weniger vage und ungenau ist. In vielen Fällen — so z. B. vor Gericht — ist auch er gezwungen sich genauer auszudrücken und sich dazu zu überlegen, was er eigentlich mit dem Ausdruck „normal“ oder „abnorm“ sagen will. Ganz zu schweigen von denen, die auch aus theoretischen Gründen sich präziser und klarer ausdrücken wollen und denen deshalb an einer Klärung des Begriffs des Normalen und des Abnormen gelegen ist.

Die Frage: was heißt normal und was heißt abnorm, muß also von jedem, der nicht bei ganz vagem, konfusem Alltagsverständnis mit unklaren, verschwommenen Begriffen stehen bleiben will, gestellt werden. Das ist aber nicht nur der Theoretiker, der als solcher nach klaren Begriffen strebt, und nicht nur der Gutachter, der sich präzise ausdrücken muß, sondern auch der „im Leben stehende" Praktiker, der etwa in einer psychotherapeutischen Situation seinem Patienten sagt, er könne sich beruhigen, er sei ganz normal oder aber, er müsse sich Mühe geben, dies oder jenes zu leisten, denn er sei so normal, daß er es könne, ja, der womöglich auch energisch dem Patienten sagen muß, daß man dies oder jenes als von einem normalen Menschen von ihm fordern könne oder daß auch ein abnormer Mensch seiner Artung fähig sein müsse, dies oder jenes zu erfüllen. Damit der Patient dies einsehe, bedarf es eines genaueren als des durchschnittlich unverbindlichen Verständnisses zwischen Arzt und Patient, und dieses kann der Arzt nur herstellen, wenn er sich im klaren ist, was er mit dem Ausdruck „normal", was mit dem Ausdruck „abnorm" sagt, d. h. wenn er sich vorher selbst gefragt hat, was diese Worte eigentlich bedeuten.

§ 2. Das Dogma der Empirie.

Trotzdem findet man aber auch vom Psychiater diese Frage ausgesprochen selten gestellt, und wenn, dann in den meisten Fällen ziemlich kurz und im Vorübergehen mit einer auffallend selbstverständlichen Leichtigkeit beantwortet. Es scheint, daß man, gewohnt sich als Empiriker zu fühlen, sich als solcher bei allem Begrifflichen und so auch bei diesem nicht lange aufhalten zu brauchen glaubt. Ja, man pflegt als Empiriker allem Begrifflichen, das nicht seine praktische Brauchbarkeit weithin deutlich sichtbar zur Schau trägt, ausgesprochen mißtrauisch gegenüberzutreten und es oft vorschnell als leere Begriffsspalterei oder unnütze „Theorie" abzulehnen.

Seltsamerweise ist man in der Psychiatrie gleichwohl auf ausgesprochen spekulative Wege geraten. So haben z. B. Hypothesen wie die über die inhaltliche Bestimmtheit der symbolischen Erscheinungen des „Unterbewußtseins" der Psychoanalytiker die Psychiatrie eine Zeit lang stark in Atem gehalten. Als Ursachen und Gründe für diese symbolischen Inhalte wurden angenommen infantile Wünsche (Freud) oder Machtstreben (Adler) oder „Libido"-Repräsentation mittels mythologischen Bildgehalts (Jung). So kam es zu Hypothesen wie sie etwa in der Auffassung der Psychologie der Schizophrenie als Regression auf eine archaische „Bewußtseins"-Stufe auf Grund der Analysen der Inhalte der Psychosen von Jung[1] Schilder[2] und Storch[3] (allerdings z. T. mit dem ausgesprochenen

[1] Jung, C. G.: Über d. Psychol. d. Dementia praecox. Halle 1907. — Der Inhalt der Psychose, 2. Aufl. Leipzig u. Wien 1914.

[2] Schilder, P.: Wahn und Erkenntnis. Berlin 1918.

[3] Storch, A.: Das archaisch-primitive Erleben u. Denken d. Schizophrenen. Berlin 1922.

Bewußtsein spekulativ-konstruktiven Vorgehens) vertreten worden sind. Und ebenso haben mehr oder weniger reine Spekulationen nach der Art KIERKEGAARDs und HEIDEGGERs zu „existenzial-analytischen" Deutungen des psychotischen Erlebens geführt, bei denen dieses einen eigenartigen Wertgehalt bekommt, und zwar vor allem dadurch, daß das eigentliche menschliche Dasein in dieser existenzial-ontologischen Haltung aufgefaßt wird als ein seiner-selbst Innewerden in der „Grundbefindlichkeit" der Angst und als ein Offen-werden für die eigensten persönlichen Möglichkeiten des „In-der-Welt-seinkönnens" durch das Sich-dieser-Angst-stellen.

KIERKEGAARD[1] sagt über diese existenzielle Angst: „Wer gelernt hat sich recht zu ängsten, der hat das Höchste gelernt ... je tiefer er sich ängstet, desto größer ist der Mensch ... Die Angst ist die Möglichkeit der Freiheit; nur diese Angst ist in Verbindung mit dem Glauben absolut bildend, indem sie alle Endlichkeiten verzehrt, alle Täuschungen derselben aufdeckt." Und M. HEIDEGGER[2]: „Die Angst offenbart im Dasein das *Sein zum* eigensten Seinkönnen, d. h. das *Freisein für* die Freiheit des Sich-selbst-wählens und -ergreifens. Die Angst bringt das Dasein vor sein *Freisein für* ... (propensio in ...) die Eigentlichkeit seines Seins als Möglichkeit, die es immer schon ist. Dieses Sein aber ist es zugleich, dem das Dasein als In-der-Welt-sein überantwortet ist. — Das, *worum* die Angst sich ängstet, enthüllt sich als das, *wovor* sie sich ängstet: das In-der-Welt-sein. Die Selbigkeit des Wovor der Angst und ihres Worum erstreckt sich sogar auf das Sichängsten selbst ... Die Angst vereinzelt und erschließt so das Dasein als „solus ipse". Dieser existenziale „Solipsismus" versetzt aber so wenig ein isoliertes Subjektding in die harmlose Leere eines weltlosen Vorkommens, daß er das Dasein gerade in einem extremen Sinne vor seine Welt als Welt und damit es selbst vor sich selbst als In-der-Welt-sein bringt. — Daß die Angst als Grundbefindlichkeit in solcher Weise erschließt, dafür ist die alltägliche Daseinsauslegung und Rede der unvoreingenommenste Beleg. Befindlichkeit ... macht offenbar, „wie einem ist". In der Angst ist einem „*unheimlich*". Darin kommt die eigentümliche Unbestimmtheit dessen, wobei sich das Dasein in der Angst befindet, zum Ausdrucke: das Nichts und Nirgends. Unheimlichkeit meint aber dabei zugleich das Nicht-zuhause-sein ... Die alltägliche Vertrautheit (die beruhigte Selbstsicherheit, das selbstverständliche „Zuhausesein" in der durchschnittlichen Alltäglichkeit des Daseins) bricht in sich zusammen. Das Dasein ist vereinzelt, das jedoch *als* In-der-Welt-sein. Das In-Sein kommt in den existenzialen „Modus" des *Un-zuhause*. Nichts anderes meint die Rede von der „Unheimlichkeit". — Nunmehr wird phänomenal sichtbar, wovor das Verfallen als Flucht flieht. Nicht *vor* innerweltlichem Seienden, sondern gerade *zu* diesem, in das Man... Die verfallende Flucht *in* das Zuhause der Öffentlichkeit ist Flucht *vor* dem Unzuhause, d. h. der Unheimlichkeit ... Furcht ist an die „Welt" verfallene, uneigentliche und ihr selbst als solche verborgene Angst ..." usw. — O. F. BOLLNOW[3] hat sich allerdings gegen die HEIDEGGERsche Daseinsinterpretation allein aus der Stimmung der Angst gewandt und versucht, demgegenüber auch der Glücksstimmung ihr Recht zu geben (vgl. NIETZSCHE: „Lust — tiefer noch als Herze-

[1] KIERKEGAARD, S.: Der Begriff der Angst (Kopenh. 1844) dtsch. v. CHR. SCHREMPF. Jena: Diederichs o. J., S. 156.

[2] HEIDEGGER, M.: Sein und Zeit, S. 188/189. Halle 1926.

[3] BOLLNOW, O. F.: Das Wesen der Stimmungen. Frankfurt 1941.

leid"), und L. BINSWANGER hat die HEIDEGGERschen Analysen durch Betonung der existenziellen Bedeutung der Liebe ergänzt[1]. Wenn man aber nun fragt, ob oder wie weit diese existenzielle Haltung denn „normal" sei, so sieht man sofort, daß hier ein bisher kaum geklärtes Problem vorliegt.

Diese existenzial-analytische Betrachtungsrichtung ist — ebenso wie die psychoanalytische im engeren Sinne — zwar nicht ohne Gewinn für die Psychiatrie geblieben; sie kann wohl auch heute noch wertvoll sein, wie z. B. die konstruktiv-synthetische Paranoia-Auffassung von BETZENDAHL in seinem Entwurf einer Psychologie des Paranoikers als Seelenkrüppel[2], wie die Aufsührungen von v. GEBSATTEL über die „Werdensstörung", welche besonders das Verständnis des depressiven Erlebens vertiefen[3], wie die Art der Psychologie- und Psychopathologie von JASPERS mit dem „existenzialphilosophischen" Akzent[4], wie die „daseins-analytischen" Studien von L. BINSWANGER[5] und wie die Gedanken über die psycho-physische Wechselwirkung von v. WEIZSÄCKER[6] zeigen. Aber sie birgt die Gefahr in sich, in verschwommenes Denken und in vage Deutungsmanöver auszuarten, die dann, wenn sie zu einer einseitig dogmatischen „Psychotherapie" erhoben werden, welche die ultima ratio des medizinischen Denkens sein soll, eine peinlich wirkende Verzerrtheit zeigen, wie sogar trotz seines ehrlichen methodologischen Ringens das Buch J. MEINERTZ „Psychotherapie, eine Wissenschaft", das wie eine Art Sinngrübelei wirkt und Untersuchung über Wissenschaftsstruktur sein will[7]. Daher hat man denn auch, des Vagen überdrüssig, diese spekulativ-hermeneutische Forschungsrichtung, nachdem man ihr eine Zeitlang sehr intensiv nachgegangen war, ebenso energisch wieder verworfen, wie man sie vorher anerkannt hatte, und sich dann mit zunehmender Entschiedenheit mehr und mehr ganz vom Begrifflichen abgewandt, um sich fast rein somatisch zu orientieren.

---

[1] BINSWANGER, L.: Grundformen und Erkenntnis menschl. Daseins. Zürich 1942, zit. n. Ref. von v. GEBSATTEL, Nervenarzt **1947**, 42ff.

[2] BETZENDAHL, W.: Krüppeltum, Erlebnis u. Entartung bei d. Paranoia, Mschr. Psychiatr. **99** (1938).

[3] GEBSATTEL, V. E. v.: Die Störungen d. Werdens und d. Zeiterlebens im Rahmen psychiatrischer Erkrankungen, in „Gegenwartsprobl. d. psychiatr. neur. Forsch." herausg. v. ROGGENBAU. Stuttgart 1939.

[4] JASPERS, K.: Allg. Psychopathol. 5. Aufl. Berlin: Springer 1948. — Strindberg und van Gogh, 2. Aufl. Berlin 1926. — Nietzsche. Berlin 1936.

[5] BINSWANGER, L.: Über Ideenflucht. Zürich 1933. — Studien zum Schizophrenieproblem: Schweizer Arch. Psychiatr. 1. Studie **53—55** (Der Fall Ellen West); 2. Studie **56—59** (Der Fall Jürg Zünd); 3. Studie **63** (1949) (Der Fall Lola Voß).

[6] v. WEIZSÄCKER: Stud. z. Pathogenese. Leipzig 1935. — Der Gestaltkreis. Leipzig 1940.

[7] MEINERTZ, J.: Psychotherapie — eine Wissenschaft. Berlin 1939.

Aber wie man sich auch wenden mag, man entrinnt der Notwendigkeit des Begriffes doch nicht. In der ganzen Fülle der Empirie tappt man nur blind herum, wenn man keine Begriffe hat, sie zu erfassen. Und so kann man sich angesichts jener verbissen begriffsfeindlichen Erfahrungsdogmatiker, die die spekulative Psychiatrie abgelöst haben, gelegentlich des Eindrucks einer der Würde der menschlichen Vernunft mangelnden Halt- und Hilflosigkeit nicht erwehren, wenn man sie zwischen Extremen hin und her schwanken sieht, welche sie mit suggestiver Kraft in ihren Bann ziehen und die ihnen nur vorübergehend einen doktrinären Halt gegenüber der verwirrenden Mannigfaltigkeit der psychischen Erscheinungen zu geben scheinen. Die Wirklichkeit wird ihnen dabei schief und verzerrt wiedergegeben, ohne daß sie selbst es merken, weil sie ihre Erkenntnismittel nicht kraft einsichtiger innerer Überzeugung ergriffen haben, sondern weil sie mit Vorurteilen arbeiten. Indem sie ihre ,,Erfahrung" benutzen, wähnen sie, das, was sie sähen, müßte für alle Fälle gelten, wenn es sich vielleicht in dem einen oder anderen Fall als zutreffend erwiesen hat. Können sie so keine wahre allgemeine Erkenntnis gewinnen, so können sie deshalb auch vielleicht nur einmal zufällig richtig handeln. Und ihr Tun bleibt deshalb so unzuverlässig wie ihre Erkenntnis, weil sie es unterlassen, die Begriffe auf ihre Richtigkeit zu prüfen.

§ 3. Die Notwendigkeit der Richtigstellung der Begriffe.

Die Richtigstellung der Begriffe ist nicht etwa nur ein Problem überzüchteter abendländischer Intelligenzvergottung. Der Chinese Kung-Futse[1] hat sie bereits in einem aus dem Jahre 485 v. Chr. überlieferten Gespräch für die notwendige Grundlage alles richtigen Handelns erklärt, als er auf die Frage, was er zuerst in Angriff nehmen würde, wenn er die Regierung im Staate We auszuüben hätte, antwortete: ,,Sicherlich die Richtigstellung der Begriffe." Und auf den absprechenden Einwand hiergegen, daß es sich doch bei der Ausübung der Regierung um so etwas gar nicht handele, erwiederte er:

,,Was vor allem nötig ist, ist daß man alle Dinge beim rechten Namen nennen kann. Wenn die Begriffe nicht richtig sind, so stimmen die Worte nicht; stimmen die Worte nicht, so kommen die Werke nicht zustande. Bei einer Verwirrung der Begriffe ist ein energisches, klares Wort eine Unmöglichkeit. Dadurch wird aber eine durchgreifende Regierungstätigkeit verhindert. Und die daraus entspringende öffentliche Unordnung läßt keine Äußerung einer wahrhaften geistigen Kultur aufkommen. Ohne diese Geisteskultur ist aber eine gerechte Justizverwaltung unmöglich, und dadurch entsteht eine allgemeine Unsicherheit und Beunruhigung des öffentlichen Lebens. Darum ist für einen charaktervollen Mann eine unerläß-

[1] Vgl. Kung-futse: Gespräche (Lun Yü), herausg. u. übers. von R. Wilhelm. Jena: Diederichs.

liche Vorbedingung allen Wirkens, daß seine Begriffe alle so beschaffen sind, daß er sie aussprechen kann und daß seine Worte so sind, daß er sie in Taten umsetzen kann. Das ist nur möglich bei unbedingter Genauigkeit und Wahrheit. Der Edle duldet nicht, daß in seinen Worten irgend etwas in Unordnung ist. Das ist es, worauf alles ankommt."

KANTS Satz: „Was Recht sei, kann nicht Erfahrung lehren", zielt auf dasselbe ab[1]. Dieser Satz drückt in markanter Weise aus, was man eine Abkehr von der sogenannten „ontologischen" und bewußte Wendung zur „gnoseologischen" Einstellung nennen kann: aus der Kritik der *Vernunft*, nicht aus den Gegenständen muß das eigentliche Kriterium der Richtigkeit und Berechtigung jedes Urteils gewonnen werden.

Schon PLATON hatte diese Wendung vollzogen, wenn er sagt: „Es schien mir aber nötig, indem ich mich in die Logoi zurückzog, in ihnen zu betrachten die Unverborgenheit der Dinge"[2]: die Urbilder der Dinge sind in der Tiefe der Seele zu finden. Aber er verband diesen Gedanken mit der Vorstellung, daß das wahre Sein der Dinge sozusagen hinter ihnen in einer transzendenten idealen Welt läge, deren „seiendem Sein" gegenüber die ganze Sinnenwelt der Erfahrung nur armseliger Schein sei. Konnte er so zwar dem naiven sinnlichen Realismus der Relativisten und Sensualisten mit einem kritischen unsinnlich-noetischen „Ultrarealismus" (O. KRAUS)[3] entgegentreten, so war dadurch aber die Frage nach der objektiven Gültigkeit dieser Logoi noch verschärft: Was bürgt dafür, daß diese aus der Tiefe der Seele hervorgeholten Logoi als Züge der idealen Wesenheiten auch wirklich Züge der Gegenstände sind? Wie kann man überhaupt in der Tiefe der Seele auf das Wesen der Dinge stoßen? Und gegen das Sein der idealen Wesenheiten machte schon ARISTOTELES den wichtigen Einwand, daß das „seiende Sein" der Idee im Grunde bloß eine Hypostasierung unserer allgemeinen Begriffe sei: Außer an den Einzeldingen kann es kein Allgemeines geben, also außer den einzelnen Löwen gibt es keinen Löwen an sich, wie ihn PLATON gelehrt hatte.

„In der Tat, was wäre unter einem solchen Löwen im allgemeinen zu verstehen, wenn nicht etwas, dem alles das zukäme, was von allen Löwen gilt, nichts aber von dem, was dem einen im Unterschied vom anderen zukommt? Aber gerade das ist allen einzelnen Löwen gemeinsam daß sie einzelne Löwen sind. Und somit wäre der allgemeine Löwe vielmehr selbst zugleich nur ein einzelner Löwe. Und so müßte er auch an irgend einem Orte sein, fressen und trinken und einem Stoffwechsel unterliegen, weil dies ja allen gemeinsam ist."[4]

---

[1] Aus I. KANT: Über den Gemeinspruch: Das mag für die Theorie richtig sein, taugt aber nicht für die Praxis.

[2] PLATON: Phaidon, 99 E.

[3] KRAUS, O.: Wege und Abwege der Philosophie. Prag 1934.

[4] BRENTANO, FRANZ: Aristoteles u. seine Weltanschauung. Leipzig 1911. Nach NIC. HARTMANN hat BRENTANO diese Stelle allerdings insofern vereinfacht,

ARISTOTELES zog daraufhin gewissermaßen die Ideen aus der transzendenten idealen Sphäre hinter den Dingen in die reale Sphäre der Dinge selbst zurück und unterschied statt transzendentem Schein und transzendentalem Sein Materie und Form der realen Dinge: Groß, gestaltet, schön ist ein Ding nach ihm nicht wegen seiner Teilhabe an den Ideen Größe, Gestalt, Schönheit, sondern weil die „Materie" des Dinges die „Form" der Größe, der Gestalt, der Schönheit hat, die ihm aber innewohnt und nicht in der Welt des „wahren" „ultrarealen" Seins existiert. Das Kriterium für die Gültigkeit des Urteils, also für richtig und wahr ist aber auch nach ARISTOTELES neben der Unwidersprüchlichkeit die Übereinstimmung des bewußtseins-immanenten Urteils mit den bewußtseins-transzendenten Dingen. Und in diesem letzten Sinn wurde die Wahrheit bis auf KANT als „adaequatio rei et intellectus" definiert[1].

KANTS Vernunftkritik brachte dann die sogenannte kopernikanische Wendung zur gnoseologischen Einstellung. Von der adaequatio rei et intellectus ging dabei aber auch KANT noch nicht ab. Nur richtete sich für ihn nicht die Erkenntnis nach den Dingen, sondern umgekehrt die Dinge nach der Erkenntnis: Unser Verstand schreibt den Dingen ihre Gesetze vor, allerdings nur *den* Dingen, die Gegenstand unserer Erfahrung sind, nicht den transzendentalen Dingen an sich. Man sieht, wie damit KANTS Vorstellungen denen PLATONS wieder näher kommen. Demgegenüber hat FRANZ BRENTANO betont, daß das Wahrheitsbewußtsein auf einen Vergleich zwischen unserem Urteil und den Dingen weder im platonischen noch im kantischen Sinne zurückgehen kann, weil ja dazu, wie schon KANT gesagt hatte, die Dinge bereits von uns erkannt sein müßten, um sie mit unserem Urteil vergleichen zu können.

BRENTANO setzt daher eine orthonome (O. KRAUS) Erkenntnisauffassung der sogenannten autonomen Erkenntnisauffassung KANTS und der heteronomen vorkantischen Erkenntnisauffassung entgegen. Diese orthonome Erkenntnisauffassung, welche übrigens auch schon implizite bei KANT und vor KANT sowie bei PLATON zu finden ist, geht auf das richtige Denken selbst, auf einsichtige, unmittelbar gewisse, selbstevidente Erkenntnisakte als Wahrheitskriterium des Urteils zurück. Im Sinne BRENTANOS heißt es:

„Richtig nennen wir ein Urteil nicht darum, weil es sich nach irgendwelchen Dingen oder Sachverhalten u. dgl. richtet, aber auch nicht darum, weil diese sich

---

als Aristoteles hier nicht gegen die Realität, sondern nur gegen die Verselbständigung des Allgemeinen habe argumentieren wollen: Das Allgemeine ist unselbständig. — Aber mehr soll ja in diesem Zusammenhang auch nicht mit dem Argument gesagt sein, als daß das Allgemeine der individuellen Erscheinung bedarf, also „in" und nicht „hinter" dem Individuellen gesucht werden muß.

[1] Vgl. F. BRENTANO; Wahrheit und Evidenz. Leipzig 1930.

nach unserem Denken richten, sondern weil ein einsichtiges oder evidentes Urteil über den Gegenstand des richtig oder wahr genannten Urteils unmöglich eine andere Qualität haben, d. h. ihm unmöglich widersprechen könnte". (O. KRAUS.)

Dabei wird von BRENTANO nicht etwa vergessen, die innere Widerspruchslosigkeit (NICOLAI HARTMANN nennt diese die Richtigkeit des Urteils im eigentlichen Sinne) zu unterscheiden von der Wahrheit des Urteils, welche das Zutreffen des Urteils auf den beurteilten Sachverhalt betrifft[1]. Nur wird das Kriterium dafür, ob der Sachverhalt wahr oder falsch ist, neben der notwendigen Unwidersprüchlichkeit des Urteils nicht in irgendeinem Vergleich des Sachverhaltes mit dem Urteil, sondern in der Einsichtigkeit des Urteils selbst angenommen. Wenn es zuträfe, daß der Sachverhalt, um wahr zu sein, immer etwas Existierendes sein müßte, mit dem das Urteil zu vergleichen wäre, daß also Erkenntnis immer auf Existierendes gerichtet wäre (wie die ontologische Erkenntnisauffassung meint), so würden wahre Urteile nur über existierende reale Dinge möglich sein; ein richtiges verneinendes Urteil würde demnach z. B. schon nicht mehr wahr sein können, weil es nicht mit einem existierenden realen Ding verglichen werden kann; und für Sachverhalte, die sogenannte ideale Wahrheiten ausdrücken, müßte man die Existenz von Ideen oder anderen Fiktionen annehmen, die doch bloß Gedankendinge und nicht existierende Dinge sind, um die notwendigen Vergleichsobjekte für das Wahrheitskriterium zu haben. Für BRENTANO entfallen derartige fiktive Konstruktionen, indem für ihn das Kriterium für die Existenz von etwas Vorgestelltem nur das einsichtige bejahende Urteil über den vorgestellten Gegenstand ist. Ob etwas existiert oder nicht, hängt davon ab, ob es Gegenstand eines bejahenden evidenten Urteils sein kann[2]. Und um dies einsichtige Urteil fällen zu können, kommt es auf die Verdeutlichung des mit der Vorstellung verbundenen Begriffes an. „Das letzte und wirksamste Mittel der Verdeutlichung" aber, so sagt BRENTANO[3], muß „überall in dem Hinweis auf die *Anschauung* des einzelnen bestehen, aus welcher wir alle allgemeinen Merkmale schöpfen." Und diese Anschauung des einzelnen ist im Falle des Begriffs der Wahrheit und Richtigkeit die innere Wahrnehmung eigenen richtigen und wahren Denkens, d. h. das eigene einsichtige Vollziehen richtiger und wahrer Urteile[4].

---

[1] Vgl. F. BRENTANO: Wahrheit und Evidenz. Leipzig 1930.

[2] Die sich hierin äußernde Relativierung des Relativismus drückt O. KRAUS (Wege und Abwege der Philosophie) durch folgende Gegenüberstellung aus: „Protagoras hat gesagt: Der Urteilende ist das Maß aller Dinge, der seienden, daß sie sind, und der nichtseienden, daß sie nicht sind. Eine kleine, aber gewichtige Änderung macht den Satz wahr: *Der evident* (einsichtig) *Urteilende* ist das Maß aller Dinge, der seienden, daß sie sind, und der nichtseienden, daß sie nicht sind."

[3] BRENTANO, F. Wahrheit und Evidenz". Leipzig 1930.

[4] Indirekt geht in diese Urteile natürlich auch immer ein Repräsentationsverhältnis zwischen Begriff und Sache ein, so daß ein allein auf dem Evidenz-

Vergegenwärtigen wir uns hiernach noch KANTS Feststellung, daß Begriffe ohne Anschauung zwar leer sind, aber Anschauung ohne Begriffe blind ist, eine Feststellung, deren Richtigkeit sich nicht bloß gegenüber den Phänomenen der sinnlichen Anschauung, sondern ganz besonders den psychischen Phänomenen gegenüber bewahrheitet, so müssen wir uns wohl angesichts solch erhabener Mahner vor uns selbst verpflichtet fühlen, auch mit unseren (wenn auch bescheideneren) Mitteln die Klärung unserer Begriffe in Angriff zu nehmen.

Da nun der Begriff des psychisch Abnormen einer der praktisch wichtigsten Begriffe der Psychiatrie ist, dürfte es deshalb vielleicht auch einem gewissen Interesse begegnen, wenn der Versuch einer Klärung dieses Begriffes mittels relativ einfachen, kunstlosen Denkens mitgeteilt wird.

II. Der Realnormbegriff und der Idealnormbegriff.

§ 4. Das gradmäßig (quantitativ) Abnorme und das artmäßig (qualitativ) Abnorme.

Fragen wir uns, wie sich ein abnormes von einem normalen psychischen Phänomen unterscheidet, so finden wir, daß es sich nach zwei Richtungen hin von einem normalen Phänomen unterscheiden kann: 1. in Richtung des Grades, der Intensität oder Quantität und 2. in Richtung der Art oder Qualität. Es gibt Abweichungen von der Norm, die Extreme normaler Phänomene sind, also mehr oder weniger hochgradige Variationen, und es gibt Abweichungen, die von grundsätzlich anderer Art sind als die normalen Phänomene.

Ein Beispiel mag das verdeutlichen: Wenn jemand nach dem Tode eines von ihm geliebten Menschen wochenlang in stummer Verzweiflung verharrt, das Essen ablehnt und die Menschen meidet, so ist diese Verzweiflungsstarrheit eine abnorm intensive Äußerung seiner Traurigkeit. Treten bei ihm aber nun beziehungslose Sinnestäuschungen auf, die zu seinem Erlebnis und zu seiner Stimmung gar nicht passen, so ist dieses Phänomen von jeder normalen Äußerung der Traurigkeit

Erlebnis fußender (psychologischer) Wahrheitsbegriff nicht haltbar wäre. Man muß hier beachten, daß zwei Evidenzformen zu unterscheiden sind, welche unlösbar verbundene Teile eines Ganzen sind, und daß keine Teil-Evidenz allein als die ganze angesprochen werden darf: Beim richtigen Evidenzerlebnis baut sich auf dem Fundament der absoluten Erlebensgewißheit die relative Gewißheit der Erlebnisgegenstände auf, deren Gewißheitsgrad mit dem Einbau in ein unwidersprüchliches Beziehungssystem steigt. Hierauf habe ich in einem auf der Marburger Tagung der Ges. d. dtsch. Neurologen und Psychiater (1948) gehaltenen Vortrag hingewiesen. Vgl. H. MÜLLER-SUUR: Das Gewißheitsbewußtsein beim schizophrenen und beim paranoischen Wahnerleben, Fschr. Neur. **1950**, 44.

grundverschieden. Während die Verzweiflungsstarrheit eine gradmäßige quantitative Abweichung von der Norm ist, ist die Sinnestäuschung eine artmäßige qualitative Abnormität.

Abweichungen der ersten Art werden nun in der medizinischen Psychologie als Abnormitäten im eigentlichen Sinne bezeichnet; es handelt sich bei dem im eigentlichen Sinne Abnormen also, genauer gesagt, um gradmäßiges, quantitativ oder intensitativ Abnormes. Die qualitativen Abweichungen von der Norm, das qualitativ Abnorme, soweit es die medizinische Psychologie angeht, wird dem im eigentlichen Sinne Abnormen gegenüber als krankhaft bezeichnet, z. B. also die krankhafte sogenannte vitale Depression, die depressive Phase des circulären Irreseins, gegenüber der „nur abnormen", d. h. mehr oder weniger normalen reaktiven Depression. Mit dieser Bezeichnung des qualitativ Abnormen, soweit es die medizinische Psychologie betrifft, als krankhaft darf natürlich nicht bestritten werden, daß es auch qualitativ Abnormes geben könne, was nicht krankhaft sei; so kann man z. B. die Möglichkeit der sogenannten parapsychologischen Phänomene nicht abstreiten und darf nicht von vornherein behaupten, diese müßten auf alle Fälle krankhaft sein: sie können sehr wohl qualitativ abnorm und nicht krankhaft sein. Die Rede von krankhaften psychischen Phänomenen bedarf daher noch der Klärung. Ohne diese Klärung kann man aber schon sagen: Im eigentlichen Sinne abnorm nennt man die gradmäßig oder quantitativ abnormen psychischen Phänomene; die qualitativ abnormen psychischen Phänomene kann man aber nicht alle krankhaft nennen, sondern nur einen Teil von ihnen.

Während die im eigentlichen Sinne abnormen psychischen Phänomene durch unmittelbar nacherlebbare innere Schau adaequat verstanden werden können, ist das Nacherleben der qualitativ abnormen psychischen Phänomene mittels innerer Schau nicht unmittelbar möglich. Die qualitativ abnormen und damit auch die krankhaften psychischen Phänomene können nur annäherungsweise verstanden, sie können z. T. überhaupt nicht verstanden, sondern nur erklärt werden, wobei erklären soviel heißt, wie in rein äußerlicher Weise ihr Dasein feststellen und sie auf Ursachen zurückführen.

§ 5. Das im eigentlichen Sinne Abnorme ist das gradmäßig (quantitativ) Abnorme; in diesem Begriff liegen im allgemeinen Wertmomente.

Wenden wir uns zunächst den gradmäßigen, quantitativen, also den im eigentlichen Sinne abnormen psychischen Phänomenen zu, so können wir diese nochmals unterteilen, indem wir nach Wertgesichtspunkten unterscheiden wertvolle und wertlose Abweichungen von der Norm.

Diese an sich keineswegs unmittelbar gerechtfertigte Einteilung wird in praxi fast immer schon unausgesprochen vorweggenommen und daher „abnorm" im Alltag fast immer im Sinne von minderwertig-abnorm, von wertlos verstanden.

Auch in der Wissenschaft war es ähnlich. Die abnormen Menschen, mit denen es der Arzt zu tun hat, wurden zuerst von Koch 1891 und 1893 in einer Darstellung zusammengefaßt, die den charakteristischen Titel hatte: „Die psychopathischen Minderwertigkeiten". Kurt Schneider fällt neben Gruhle und Jaspers das Verdienst zu, den Begriff des Psychopathischen von seinem Wertvorurteil gesäubert zu haben. Soweit ich es übersehe, geht diese Entwicklung so, daß zunächst Jaspers[1] auf die Schwierigkeit hinwies, welche für die wissenschaftliche Beschäftigung mit Krankheiten darin liegt, daß der Krankheitsbegriff ursprünglich ein Wertbegriff war. Wie die wissenschaftliche somatische Medizin den Wertbegriff des Krankhaften in wertfreie Seinsbegriffe aufzulösen bestrebt ist, muß es auch die Seelenheilkunde (die Psychiatrie) mit ihrem Begriff des seelisch Krankhaften versuchen. Gruhle nahm dann in seiner Darstellung der Psychologie des Abnormen (1922) eine strenge Trennung des Bewertens vom Erkennen vor. Für ihn ist psychopathisch gleich abnorm ohne Seitenblick auf den Wert des Abnormen. Ein Genie ist danach, da es nicht normal ist, ein Genie zu sein, genau so psychopathisch wie ein Verbrecher, eben, weil es Genie ist. Kurt Schneider endlich brachte seinen Begriff wieder mehr dem praktischen Leben näher; nach ihm sind psychopathische Persönlichkeiten (1923) solche abnorme Persönlichkeiten, die unter ihrer Abnormität leiden oder unter deren Abnormität die Gesellschaft leidet. Mit diesem Begriff will Kurt Schneider diejenige Untergruppe der Abnormen fassen, mit der es der Arzt zu tun hat. Schneider legt dabei aber großen Wert darauf, daß mit einem so gefaßten Begriff des Psychopathischen kein Werturteil ausgesprochen wird; denn auch ein wertvoller Abnormer kann unter seiner Abnormität leiden, also Psychopath sein, und ebenso kann die Gesellschaft unter der Abnormität eines wertvollen Abnormen leiden; es kann aber auch wertvolle Menschen geben, die wegen ihres Wertes abnorm sind, die aber nicht unter ihrer Abnormität leiden und unter deren Abnormität auch die Gesellschaft nicht zu leiden braucht, die also wohl abnorm aber nicht psychopathisch sind.

Für Koch ist also psychopathisch, abnorm und minderwertig dasselbe. Jaspers klärt den Begriff durch die Überlegung, daß, wenn

[1] In der ersten Auflage seiner Psychopathologie 1913.

schon krankhaft nicht minderwertig, also auch abnorm im Sinne von mehr oder weniger krankhaft nicht minderwertig bedeuten könne. GRUHLE setzt diesen wertfreien Begriff des Abnormen dem des Psychopathischen gleich. Und KURT SCHNEIDER differenziert den Begriff des Psychopathischen weiter dahin, daß psychopathisch wohl gleich abnorm, nicht aber umgekehrt auch abnorm gleich psychopathisch ist, d. h. daß der Begriff des Psychopathischen dem Oberbegriff des Abnormen unterzuordnen ist; da Psychopathen aber Abnorme sind, können sie als *solche* nicht minderwertig sein.

Schon aus diesem geschichtlichen Seitenblick geht hervor, daß es nicht richtig ist, wenn man mit der Feststellung, etwas sei abnorm, zugleich meint, es sei damit auch minderwertig. Mit der Feststellung der Abnormität ist vielmehr nicht das mindeste gesagt über den Wert der Abnormität, ebenso wie der Wert des Normalen keineswegs von vornherein feststeht.

§ 6. Der Durchschnittsnormbegriff.

Normal ist z. B. eine gewisse Häufigkeitsverteilung von Merkmalen für eine bestimmte Art. Das wird festgestellt durch Auszählung dieser Verteilung. Oder, wenn es sich nicht um Kombinationen von Merkmalen sondern um einzelne Merkmale handelt, so ist — vorausgesetzt, das Merkmal ist überhaupt typisch für die Art, d. h. es kommt immer vor — eine bestimmte Ausprägung dieses Merkmals normal, was ebenso durch Feststellung des häufigsten Vorkommens dieser Merkmalausprägung zu ermitteln ist.

Würde man auf diese Weise aber nun z. B. das psychische Phänomen der Intelligenz des Menschen untersuchen, also den normalen Intelligenzgrad der Art homo sapiens feststellen, so würde man wahrscheinlich finden, daß die für diese Art typische (d. h. die menschliche) Intelligenz normalerweise in einer Ausprägung vorhanden ist, die nicht der unmittelbaren Erwartung entspricht. Der Intelligenzgrad der meisten Menschen würde wohl als nicht sehr groß gefunden werden; oder, anders ausgedrückt: die Mehrzahl der Menschen dürfte relativ unintelligent sein; oder, noch anders: normal für den Menschen ist eine relativ geringe Ausprägung seiner Intelligenz, die Mehrzahl der Menschen ist ziemlich dumm; wir sprechen auch von „physiologischem Schwachsinn“[1]. Man muß damit rechnen, daß bei einer Feststellung der „normalen“ Ausprägung der menschlichen Intelligenz herauskommt, daß die Meisten „unterdurchschnittlich“ intelligent sind.

---

[1] Ich entnehme dieses Beispiel aus JASPERS Allgemeiner Psychopathologie, da es mir zur Behandlung der Normfrage sehr geeignet erscheint; wir werden später darauf wieder zurückkommen (§ 28).

Daß „überdurchschnittlich“ intelligente Menschen wegen dieser Überdurchschnittlichkeit ihrer Intelligenz nicht normal sind, würde man wohl noch anerkennen können; aber daß „durchschnittlich“ intelligente Menschen nicht normal sein sollten, wie es aus dem vorher Gesagten folgt, scheint widersprüchlich. —Der Widerspruch ist jedoch nur ein äußerlicher. Die Annahme erscheint widersprüchlich nur deshalb, weil man unter dem Begriffe „Durchschnitt“ nicht immer dasselbe versteht.

Wenn man von Durchschnittsintelligenz spricht, meint man nämlich meist nicht den Durchschnitt des tatsächlichen Mittelwertes, nach dem es heißen müßte: der Durchschnittsmensch ist dumm, also ist Dummheit normal.

Trotzdem weiß aber auch der Alltag von dieser normalen Dummheit des Durchschnittsmenschen. Wenn es nämlich heißt, ein Mensch sei intelligent, so bezeichnen wir durch diesen Hinweis auf seine Intelligenz auch schon, daß er sich durch Intelligenz von der dummen Menge unterscheidet, wir meinen also eine überdurchschnittliche Intelligenz bei ihm. — Im Alltag werden nun aber die Begriffe nicht in klarer und möglichst scharfer Form wie in der Wissenschaft gebraucht, sondern konfus, unscharf und schwankend. Es bedarf eigentlich jedesmal der Ausdeutung, wie sie eigentlich gemeint sind, um richtig zu verstehen, was eigentlich gesagt werden sollte.

Und zumeist wird man wohl finden, daß dem Durchschnittsbegriff des Alltags, jedenfalls wenn es sich dabei um einen vorschwebenden Durchschnitt mit dem Index „normal“ handelt, eine ganz andere Vorstellung zugrunde liegt als die, welche durch die Überlegung gekennzeichnet wird, die wir bisher angestellt haben und nach der es heißt: Der Durchschnittsmensch ist dumm, also ist Dummheit normal.

§ 7. Der Durchschnittsnormbegriff und das Wertmoment.

Der im Alltag zumeist gebrauchte Durchschnittsbegriff wird im Sinne eines guten Durchschnitts verstanden und kann der vorigen Überlegung gegenüber durch folgenden Satz ausgedrückt werden: Der normale Mensch muß intelligent sein, also ist Dummheit nicht normal sondern abnorm.

Man wird leicht einsehen, daß der scheinbare Widerspruch zwischen dieser und der ersten Aussage darauf beruht, daß jedesmal etwas anderes zum Ausgang für die Schlußfolgerung gedient hat. Das erste Mal wurde ausgegangen von der Feststellung, wie die Mehrzahl der Menschen ist, und danach dann dies als normal bezeichnet. Das andere Mal wurde ausgegangen von der Festsetzung, wie die Mehrzahl der Menschen sein sollte als normal, und danach dann das, was festgestellt wurde, beurteilt. Das erste Mal wäre also normal die Mehrzahl der Menschen, wenn sie so ist, wie sie *ist*, das zweite Mal wäre die Mehrzahl der Menschen normal, wenn sie ist, wie sie *sein sollte*; wenn sich herausstellte, daß sie nicht so ist, wie sie sein sollte, wäre sie nicht normal sondern abnorm.

Hierbei schwebt also ein gewisser von der tatsächlichen Durchschnittlichkeit aus gesehen überdurchschnittlicher Wert als Norm vor. Man kann sagen: Der Maßstab ist verschoben. Der Nullpunkt des zweiten Maßstabes liegt bei einem Wert, der auf dem ersten Maßstab irgendwo auf der Plusseite zu finden ist. Der Nullpunkt des ersten Maßstabes liegt dagegen auf dem zweiten Maßstab bei einem entsprechenden negativen Wert. Der Gegenstand wäre also nach der ersten Norm als übernormal und nach der zweiten Norm als unternormal zu bezeichnen. Oder, anders ausgedrückt: Der Normalpunkt der tatsächlichen, ausgezählten Durchschnittsnorm liegt unterhalb des Normalpunkts der geforderten Durchschnittsnorm. Der Durchschnitt, wie er ist, ist weniger als er sein sollte.

§ 8. Die Realnorm und die Idealnorm.

Dabei muß man aber noch beachten, daß der Null- oder Normalpunkt bei dem Maßstab der *tatsächlichen* Durchschnittsnorm prinzipiell eindeutig festgelegt ist durch Auszählung, daß der Null- oder Normalpunkt bei dem anderen Maßstab der *gewünschten* oder geforderten Durchschnittsnorm dagegen *nicht* festgelegt ist. Dieser zweite Normalpunkt schwebt jedem etwas anders, wenn auch ähnlich, aber doch nicht eindeutig festgelegt, vor. Dieser zweite Wert ist kein realer Wert, sondern ein idealer Wert. Wir wollen deshalb den ihm entsprechenden Normbegriff als Idealnormbegriff und den anderen, dem realen Normwert entsprechenden Normbegriff, als Realnormbegriff bezeichnen.

Der Begriff der Durchschnittsnorm wäre damit in die beiden Begriffe der Realnorm und der Idealnorm aufgelöst, und Mißverständnisse wären somit zu vermeiden, wenn man von realer und idealer Durchschnittsnorm spricht. Wie weit man von einer idealen Durchschnittsnorm wirklich zu sprechen berechtigt ist, wird uns noch zu beschäftigen haben. Hier gilt es zunächst zu beachten, daß nur der reale Durchschnittsnormbegriff naturwissenschaftliche Berechtigung hat und daß man deshalb in wissenschaftlicher Beziehung auch von der Durchschnittsnorm mit der stillschweigenden Voraussetzung spricht, daß damit die der Realnorm entsprechende Bedeutung gemeint ist.

Die Idealnorm kann man auch *Wertnorm* nennen. Denn wenn man sie sich näher ansieht, findet man bald, daß sie der Ausdruck eines Strebens ist, das in uns allen lebendig ist, eines Strebens, besser sein zu wollen als der Durchschnitt der Meisten. — Unausgesprochen und unmittelbar strebt z. B. jeder, der überhaupt mit dem Wort Intelligenz eine Vorstellung verbindet, danach, selbst so intelligent wie möglich zu sein. Zugleich aber will er ebenso instinktiv auch nicht als abnorm auffallen. Und so unterliegt er, wenn er nicht von sich selbst kritisch Abstand nimmt, bei mangelnder „psychologischer Distanz“ von sich selbst, weil er beide instinktive Strebensrichtungen nicht erkennt, der Täuschung, daß er die Wirklichkeit so sieht, wie er sie sehen möchte und nicht so, wie sie ist, und idealisiert die Durchschnittsnorm. Das durch ein unbewußtes Angezogenwerden durch das Phänomen entstandene Wertvorurteil wird zugleich ein theoretisches Vorurteil und stört die psychologische Erkenntnis, welche für eine wissenschaftliche Aussage über Normalität Voraussetzung ist.

Eine solche Situation würde für uns also bedeuten, daß eine wissenschaftliche Beschäftigung mit wert-abnormen psychischen Phänomenen überhaupt nicht möglich ist. Denn wie könnten wir wissenschaftliches Verstehen versuchen, wenn wir den Gegenstand, welcher verstanden werden soll, gar nicht richtig erkennen wollen, wenn wir gar nicht wissen, was wir eigentlich verstehen wollen, d. h. also, wenn wir nicht genau wissen können, was eigentlich wirklich normal ist. — Wir müssen also für unsere Zwecke einen *solchen* Wertnormbegriff ablehnen.

Wir wollen unserer Norm nicht ein Ideal zugrunde legen, sondern wir wollen ihr Tatsachen zugrunde legen. Wir wollen nicht wissen, wie etwas sein sollte, auch nicht, wie dieser oder jener oder die meisten möchten, daß es sein sollte, sondern wir wollen wissen, wie es *ist*. Nicht was normal sein *sollte*, sondern was normal *ist*, ist unsere Frage. Und diese kann nur durch einen Normbegriff beantwortet werden, der auf eine Realnorm zurückgeht.

§ 9. Der Realnormbegriff.

Dieser Realnormbegriff, dem der Häufigkeitsdurchschnitt zugrunde liegt, läßt sich bei vorausgesetzter gleichmäßiger Verteilung mit der bekannten Gausssschen Kurve (s. Abb. 1) darstellen:

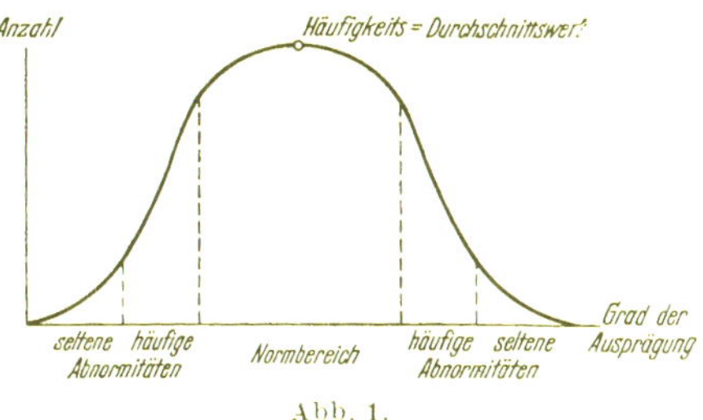

Abb. 1.

Diese Kurve, bei der der Häufigkeitswert und der Durchschnittswert zusammenfallen, kann man in drei Bereiche einteilen: den Gipfel, die beiden anschließenden Grenzbereiche des steileren und die beiden daran anschließenden Bereiche flacheren Abfalls. Nennt man den Gipfel den Normbereich, d. h. den Bereich des häufigsten Vorkommens, so kann man die anschließenden steileren Grenzbereiche die häufigen Varianten und die flacheren Bereiche die seltenen Varianten nennen. Es ist Sache des Übereinkommens, ob man nun die häufigen Varianten noch einem erweiterten Normbereich zuordnen will oder ob man sie schon als häufige Abnormitäten bezeichnet. Wenn man den Bereich des Normalen enger annimmt (wobei der Bereich der Abnormitäten größer ist), dann sind abnorm nicht nur die dem letzten flachen Bereich angehörigen Varianten, die dann als seltene Abnormitäten oder Extremabnormitäten aufzufassen sind und nur einen Teil des Abnormen ausmachen würden, sondern auch noch der Teil der häufigeren Abnormitäten, der bei der weiteren Normauffassung (wobei der Bereich des Abnormen kleiner ist) noch zur Normbreite gehören würde; bei der weiteren Normauffassung wären dann nur die selteneren oder Extrem-Abnormitäten abnorm.

Ein grundsätzlich klarer Normbegriff mit einem eindeutig festlegbaren Normalpunkt wäre also hiermit gegeben. Es würde dabei nicht stören, daß in Wirklichkeit statt der idealen eingipfligen, symmetrischen Kurve der gleichmäßigen Verteilung auch andere Kurven vorkommen können. So würde z. B. bezüglich gewisser körperbaulicher Merkmalskombinationen eine zweigipflige Kurve herauskommen können, deren einer Gipfel dem leptosomen und deren anderer Gipfel dem pyknischen Körperbautypus KRETSCHMERS entsprechen würde (die beiden Gipfel brauchten dabei gar nicht gleich hoch zu sein), und zwischen beiden würde eine Art Hochtal von „syntonen“ oder „metromorphen“ (CONRAD) Mischtypen zu finden sein. Grundsätzlich läge auch in diesem Falle und ebenso in noch denkbar komplizierteren Fällen die Sache klar. Es läge nur noch eine Schwierigkeit vor bezüglich der Abgrenzung des eindeutig Normalen vom eindeutig Abnormen: Über das Grenzgebiet zwischen dem eindeutig normalen Gipfelbereich und dem eindeutig abnormen flachen Endbereich der Kurve bestünde noch keine Klarheit.

Diese Schwierigkeit ist der hauptsächliche Gegenstand derjenigen Bemühungen um die Normfrage in der Medizin gewesen, die ein Kriterium suchten für die Abgrenzung des „Kranken“, welches dabei als Extremabnormität aufgefaßt wird, von dem als Durchschnittsnorm gedachten „Gesunden“. H. RAUTMANN[1] versuchte dies Problem mit Hilfe der auf G. TH. FECHNER (BRUNS und LIPPS) zurückgehenden „Kollektivmaßlehre“ rechnerisch zu lösen; M. HAUPTMANN[2] hat ein graphisches Verfahren dazu angegeben.

Eine viel ernstere Schwierigkeit dieses realen Durchschnittsnormbegriffs liegt aber darin, daß der Normalwert uns in den empirischen

[1] RAUTMANN, H.: Untersuchungen über die Norm, ihre Bedeutung und Bestimmung. Jena 1921.

[2] HAUPTMANN, M.: Klin. Wschr. **1925**, 2457ff.

Einzelfällen, von denen wir ausgehen müssen, nicht anschaulich gegeben ist. Wir können aus nichts, was uns an uns selbst oder an einem anderen als Einzelfall gegeben ist, auf diesen Normalwert schließen. Wollten wir nach der Feststellung dessen, was wir an uns oder an einem anderen gewahr geworden sind, nun sagen, ob es normal wäre oder nicht, so müßten wir erst immer noch eine Auszählung von sehr vielen anderen vornehmen, um den für diese Vielzahl geltenden Normalwert zu ermitteln. Denn, auch wenn wir die Auszählung vorwegnehmen wollten und in einem aufgestellten Normalkodex die ermittelten Normalwerte aufgestellt hätten, wäre es ja keineswegs selbstverständlich, daß zum Zeitpunkt der Entnahme des Wertes aus dem Kodex dieser Wert auch wirklich noch gilt. Es könnte ja sein, daß der Normalwert sich inzwischen verändert hätte[1]. Mit nichts ist ja gesagt, daß der reale Normwert ein für alle Mal unveränderlich festliegt.

Das Intelligenzprüfungsverfahren nach BINET-SIMON und BOBERTAG ist solch eine Art Kodex mit Durchschnittsintelligenzleistungen für verschiedene kindliche Altersklassen bis zum 14. Lebensjahr. Aber proportional mit dem Lebensalter wächst die Unzuverlässigkeit des Wertes, und jenseits des 14. Lebensjahres ist es wegen der zu starken Differenzierung der Leistungen nicht gelungen, einen allgemeinen Durchschnittsstandard zu erfassen[2]. Auch wenn man versuchen wollte z. B. mit Hilfe der Charakterogramme von EWALD[3] eine Art Korrelationskoeffizienten von gewissen Verhaltensweisen und Eigenschaften im Sinne der „Charakterstrukturformel" sowie von Temperament (im Sinne von biotonischer Lebensspannung) und von Intelligenz zu ermitteln, würde es wohl kaum gelingen, einen allgemeinen Durchschnittstandard zu erfassen. EWALD schreibt selbst:

„Es ist diese Art der Persönlichkeitserfassung . . . eine sehr *schwierige* Angelegenheit, sie verlangt ein tiefes Eindringen und ein gründliches Studium des zu Untersuchenden."

Allein *diese* Schwierigkeit muß zu starkem Zweifel an der allgemeinen praktischen Durchführbarkeit eines solchen Durchschnittsnormkodex führen. — Daß aber seine Möglichkeit theoretisch denkbar ist, läßt sich nicht abstreiten, und es bleibt damit immer ein auch für die Praxis wichtiges Problem, einen handlichen Kodex dieser Art zu suchen.

---

[1] So würde man wahrscheinlich finden, daß das durchschnittliche geistige Niveau der praktischen Ärzte im 19. Jh. höher war als im 20. Jh., während umgekehrt das praktisch-technische Leistungsvermögen der heutigen Ärzte wohl höher sein würde als das der Ärzte des 19. Jh. (Injektionstechnik, Asepsis usw.).

[2] Vgl. STERTZ im Handb. d. Geisteskrkh. von BUMKE, I. Berlin 1928.

[3] Vgl. G. EWALD,: Temperament u. Charakter. Berlin 1924. — Biologische u. reine Psychologie im Persönlichkeitsaufbau. Berlin 1932. — Lehrb. d. Neurol. u. Psychiatrie. München 1944.

Aber weiter: die Allgemeingeltung des exakten realen Normbegriffs! Wie weit reicht denn seine Grenze eigentlich? Wann kann ich mit Auszählen aufhören? Was für alle Einwohner eines bestimmten Dorfes oder einer bestimmten Stadt in diesem Sinne normal ist, läßt sich wohl noch mit einiger Mühe feststellen, also z. B. die Beschaffenheit des normalen Göttingers; was für alle Niedersachsen, was für alle Deutschen, was für alle Europäer, was für alle Menschen normal ist, das zu ermitteln ist aber eine so schwierige Aufgabe, daß wirklich ernstliche Zweifel an der Möglichkeit ihrer Lösung und damit natürlich auch an der Brauchbarkeit dieses realen Durchschnittsnormbegriffes entstehen müssen. Denn uns interessiert ja gerade der normale *Mensch*, (nicht nur der normale Göttinger oder Deutsche) für unsere psychopathologischen Gesichtspunkte. Wir streben doch nach Ergebnissen, die für *alle* Menschen, nicht nur für kleine Gruppen von Menschen gelten.

§ 10. KURT SCHNEIDERs wertfreier Durchschnittsnormbegriff.

Man fragt sich hiernach, ob es denn überhaupt möglich sei, einen wissenschaftlich haltbaren allgemeinen brauchbaren Normbegriff zu gewinnen. Müßte man nicht diese Frage verneinen, nachdem man gesehen hat, daß ein empirischer idealer Normbegriff auf konfusen, wissenschaftlich nicht brauchbaren Vorstellungen beruht, und daß ein empirischer realer Normbegriff, der zwar auf klaren wissenschaftlich brauchbaren Vorstellungen beruht, uns wegen der praktisch nicht möglichen Gewinnung allgemeingültiger Ergebnisse zu einer derartigen relativistischen Enge verurteilt, daß man sich demgegenüber versucht fühlt zu sagen, ob es dann nicht doch besser ist, zu dem zwar konfusen aber doch wenigstens weiteren idealen Normbegriff zurückzugehen und sich darüber hinwegzusetzen, daß er theoretisch nicht berechtigt ist.

KURT SCHNEIDER half sich aus diesem Dilemma mit einem Normbegriff, mit dem sich gewiß praktisch arbeiten läßt. Er nahm „eine uns vorschwebende aber nicht näher bestimmbare Durchschnittsbreite menschlicher Persönlichkeiten“ als Norm an, wobei er unter Durchschnittsbreite die Gipfelbreite der realen Durchschnittsnorm verstand und den Wertnormbegriff ausdrücklich verwarf, da er sich der wissenschaftlichen Diskussion entzöge.

Es herrscht zur Zeit eine gewisse Übereinkunft unter den Psychopathologen, mit diesem SCHNEIDERschen Normbegriff zu arbeiten. — Die meisten nicht wissenschaftlich sondern praktisch orientierten Ärzte dagegen arbeiten mit einem biologischen Wertnormbegriff, der eine Vermengung von Realnorm und Wertnorm darstellt. Es ist wichtig, das zu wissen, damit man nicht als Wissenschaftler und als Praktiker aneinander vorbeiredet. Damit sich Theoretiker und Praktiker verstehen, müssen sie also zunächst sich jedesmal über ihren Normbegriff erst einigen. Der Theoretiker versteht unter normal das irgendwie vorschwebende reale Durchschnittliche, so wie man vermuten kann, daß es ist (nicht so, wie es sein sollte), während der Praktiker als normal das biologisch Brauchbare, das Anpassungsfähige und Lebenstüchtige zu bezeichnen pflegt.

§ 11. Die Frage des biologischen Wertnormbegriffs.

Der Praktiker ist mit seinem biologischen Wertnormbegriff theoretisch im Unrecht. Auch wenn er sich auf Theoretiker wie z. B. auf LENZ[1] stützen zu können glaubt.

LENZ kritisiert, allerdings ohne auf den psychischen Normbegriff näher einzugehen, den Durchschnittsnormbegriff von den Grenzbestimmungsversuchen RAUTMANNS aus folgendermaßen: „Alle Versuche, für die Norm in einheitlicher Weise Grenzwerte zu bestimmen (RAUTMANN), sind verfehlt. Es ist ein Vorurteil, daß es einen bestimmten Normaltypus oder „Normotypus" geben müsse. Die Frage nach der Abgrenzung des Normbegriffs ist keine Frage der inhaltlichen Erkenntnis, sondern eine solche der Definition. „Den Kern seines Wesens zu erkennen", kann man nur versuchen, wenn man das nicht merkt. Definitionen sind frei; andererseits auch nicht vogelfrei. Man muß sich ihre Konsequenzen klar machen und auf den Sprachgebrauch Rücksicht nehmen. Beiden Forderungen entspricht meine Definition, welche als begrifflichen Gradmesser die Lebenstüchtigkeit nimmt. Nach dieser Auffassung ist es durchaus nicht nötig, daß es nur *einen* normalen Typus in einer Bevölkerung gebe. Mehrere recht verschiedene Typen dürften vielmehr gleich erhaltungsgemäß sein. Besonders im Hinblick auf menschliche Völker muß dabei die Arbeitsteilung berücksichtigt werden. Für die Gesamtleistung eines Volkes sind sehr verschiedene Begabungen nötig. Ein Volk, in dem nur ein einziger Typus vertreten wäre, würde im Daseinskampf unterliegen. Das gilt übrigens auch von Bienen-, Ameisen- und Termitenvölkern. — *Die Mittelmäßigkeit darf nicht zur Norm erhoben werden.* Ist das schon auf körperlichem Gebiet bedenklich, so ist ein solches Ideal auf geistigem Gebiet geradezu verhängnisvoll. Freilich bestehen gewisse Beziehungen zwischen Norm und Durchschnitt. Die am häufigsten vorkommenden mittleren Typen werden im allgemeinen auch lebenstüchtig sein, weil im Kampf ums Dasein unter gewöhnlichen Bedingungen eben diese am häufigsten überleben. Starke Abweichungen vom Durchschnitt werden meist krankhaft sein; aber ausnahmslos gilt das keineswegs; und zur Bestimmung des Normbegriffs ist diese Beziehung daher nicht geeignet."

Wie man sieht, vertritt LENZ einen biologischen Wertnormbegriff, den er an Stelle des voraussetzungslosen Durchschnittsnormbegriffs setzen will. Seine Kritik trifft aber in Wirklichkeit den realen Durchschnittsnormbegriff gar nicht. Dieser, wenn er wirklich als reine Realnorm genommen wird, setzt ja gerade *nichts* voraus, auch nicht einen „Normotypus", wie LENZ meint. Es widerspricht dem realen Durchschnittsnormbegriff also gar nicht, daß es in der Normbreite verschie-

[1] Vgl. BAUR, FISCHER, LENZ: Menschliche Erblehre, 4. Aufl., S. 324, 325. München 1936.

dene Typen geben kann. Wird festgestellt, daß es in der Normbreite verschiedene Typen gibt, so ist das auch nach dem Durchschnittsnormbegriff normal[1]. Er setzt also weder voraus, noch folgt aus ihm, „daß es nur *einen* normalen Typus in einer Bevölkerung gebe". Aus diesem Grunde braucht man also nicht von ihm abzugehen.

Aus dem zweiten Argument von LENZ, daß die Mittelmäßigkeit nicht zur Norm erhoben werden dürfe, und seinen daran anschließenden Ausführungen ist aber klar ersichtlich, daß von ihm deshalb eine hinreichend klare Normdefinition nicht gefunden werden kann, weil ihm wohl Idealnorm (Wertnorm) und Realnorm undeutlich vorschweben, aber weil er sie nicht klar auseinanderhält. — Auch krankt die Kritik von LENZ am Durchschnittsnormbegriff daran, daß nicht das gradmäßig (quantitativ) Abnorme vom artmäßig (qualitativ) Abnormen unterschieden wird, so daß das Krankhafte als Extremabnormität des Gesunden aufgefaßt wird, wodurch eine weitere Verschwommenheit des Begriffes entsteht, die ebenfalls dem Normbegriff des praktischen Alltags anzuhaften pflegt.

Ist somit also ein biologischer Wertnormbegriff schon bei der allgemeinen biologischen Normfrage einem wertfreien, voraussetzungslosen Durchschnittsnormbegriff (Realnormbegriff) nicht überlegen, so erst recht nicht bei der Frage der psychischen Norm, wo damit noch ein dem Psychischen fremder (biologischer) Wertmaßstab eingeführt würde. Es hat aber nun auch Theoretiker gegeben, die die mühsam erarbeitete Eliminierung solcher ungerechtfertigter Wertgesichtspunkte aus dem psychischen Normbegriff wieder aufgeben wollten und wieder einen biologischen Wertnormbegriff in die wissenschaftliche Psychiatrie einführen wollten, z. B. MAUZ[2]. Denn auch wenn man wie er den biologischen Begriff der Lebenstüchtigkeit und Gesundheit in einem noch mehr sozial wertenden Sinne versteht als LENZ, so ändert das an der Sache nur wenig, sondern es wird sogar eine Kritik an dem SCHNEIDERschen Normbegriff mit solchen sozialbiologischen Argumenten, so praktisch naheliegend sie zu sein scheint, nur noch viel fragwürdiger.

MAUZ, der, wenn man so sagen darf, die Psychopathie kausal-genetisch definiert wissen will, bemängelt an SCHNEIDERS wertfreiem Begriff der psychopathischen Persönlichkeiten, daß er gar nichts über die „biologische Herkunft und Wertigkeit" dieser Abnormen besagt, daß er die „saubere Trennung des biologisch Unerwünschten vom biologisch Erwünschten" nicht gestatte und daß es nicht möglich sei, mit ihm „diejenigen Menschen, die durchgängig leiden und stören und

[1] Vgl. auch § 9, S. 16, mehrgipfelige Kurven.

[2] MAUZ, F.: Grundsätzliches zum Psychopathiebegriff. Allg. Z. Psychiatr. **113** (1939). Vgl. dazu die Kontroverse von H. W. GRUHLE: Der Psychopathiebegriff. Allg. Z. Psychiatr. **114** (1940) u. meinen Versuch zur Klärung der gegenseitigen Mißverständnisse: H. MÜLLER-SUUR: Psychopathie oder psychopathische Persönlichkeit? Z. psych. Hygiene **15** (1942).

sonst nichts, in ihren erblichen Grundlagen zu erkennen und von denjenigen zu unterscheiden, die durch alle inneren oder äußeren Konflikte hindurch ihre Ausrichtung auf die Leistung für das Ganze finden und über alle körperlichen und seelischen Unzulänglichkeiten hinweg die „Gesamtheit aller in ihrer Anlage angeborenen Verhaltungsweisen (LUXENBURGER)" zur Persönlichkeit . . . vereinheitlichen können." Ihm wie auch anderen (darauf weist GRUHLE hin) erscheinen die wertfreien Psychopathendefinitionen von GRUHLE und SCHNEIDER zu „neutral, farblos, lebensfremd, praktisch unbrauchbar u. dgl." Er versteht unter Psychopathen nur minderwertige Abnorme; sein Begriff ähnelt also dem von KOCH. Und normal nennt er „die gesunden, biologisch erwünschten Konstitutionen".

Es würden somit die Argumente von LENZ gegen den Durchschnittsnormbegriff auch von MAUZ angeführt werden können und diesen dann auch dasselbe zu entgegnen sein. Neben der durch das Außerachtlassen des Unterschieds von Realnorm und Wertnorm und von gradmäßig (quantitativ) Abnormem und artmäßig (qualitativ) Abnormem bedingten Verschwommenheit des Begriffes von MAUZ haftet ihm aber durch seinen übertriebenen Wertakzent eine Affektnote an, die ihm neben seiner Undifferenziertheit auch noch gegenüber dem Normbegriff von LENZ etwas verkrampft Enges gibt. So kommt MAUZ dazu, daß er ausdrücklich die Psychopathen nicht neutral „beurteilt", sondern nur „untersucht und *bewertet*" wissen will und daß er, wie seine weiteren Ausführungen zeigen und worauf KURT SCHNEIDER[1] hinweist, auch mehr einen *sozial*-biologischen als einen biologischen Wertnormbegriff aufstellt. Die biologische Seite der „psychopathischen Minderwertigkeit" wird dabei von MAUZ unausgesprochen im Sinne der KRETSCHMERschen Schule als etwas mehr oder minder Krankhaftes aufgefaßt. Man könnte im Sinne von MAUZ etwa sagen, daß die Abnormen durch ein morbides Stigma mit moralischem Anstrich charakterisiert wären. Und dadurch wird der Begriff von MAUZ nun auch praktisch fragwürdig gemacht. Folgt doch aus ihm, wenn man unter Psychopathie nicht mehr jene Untergruppe der Abnormen verstehen will, die SCHNEIDER als psychopathische Persönlichkeiten gekennzeichnet hat, sondern noch nur eine Untergruppe von dieser Untergruppe, nämlich die ungesunden psychopathischen Konstitutionen, daß diese nun praktisch das sind, was gerade der klinische Alltagssprachgebrauch *nicht* mit dem Ausdruck „psychopathisch" sagen will: nämlich kranke, wenn auch leichtkranke Menschen.

Praktisch würde der Psychopathiebegriff überhaupt überflüssig, wenn er im Grunde Leichtkranke bezeichnen würde; er wäre dann durch die Krankheit zu ersetzen, die in leichter Form vorliegt, wie es ja auch in KRETSCHMERS Konstitutionslehre der Fall ist. Wenn die Psychopathen aber deshalb psychopathisch sind, weil sie (leicht) Kranke

[1] SCHNEIDER, KURT: Psychopathische Persönlichkeiten. 5. Aufl.

sind, kann man sie wegen ihrer Psychopathie nicht bewerten, ohne eine Art Erbsündendogma wieder in die Wissenschaft einzuführen.

Wie wohl jeder Kliniker, der den Psychopathiebegriff gebraucht, meint nun aber auch MAUZ mit Psychopathen im Grunde *keine* Kranken sondern abnorme Gesunde. Und da das wertmindernde Moment der Abnormität also nicht in einem morbiden Stigma bestehen kann, so bleibt nur übrig, das Unerwünschte in mehr oder minder sozialem Sinne zu verstehen, und KURT SCHNEIDER behält am Ende Recht, wenn er MAUZ entgegenhält: er habe das sozial Störende in das biologisch Unerwünschte übersetzt und damit im Grunde einen sozial wertenden Krankheitsbegriff aufgestellt.

So gleichen also die, welche auf diese Weise gegen den wertfreien Durchschnittsnormbegriff KURT SCHNEIDERs argumentieren, jenen, die wohl den Splitter in ihres Bruders Auge sehen, wenn sie auf die Unvollkommenheit des SCHNEIDERschen Lösungsversuches hinweisen, um sich zu rechtfertigen; sie sehen aber nicht den Balken in ihrem eigenen Auge, denn sie scheinen nicht zu merken, daß ihre größere Unvollkommenheit nicht durch die kleinere SCHNEIDERs zu rechtfertigen ist und daß sie damit Gefahr laufen, einem primitiven Dogmatismus zu verfallen, der in jeder Weise verwerflich ist. —

Um die Frage zu prüfen, ob es einen Ausweg aus der auch durch die SCHNEIDERsche Kompromißlösung noch unbefriedigenden Situation der Normfrage gibt, wollen wir zunächst rückblickend die Charakteristika des wertfreien Durchschnittsnormbegriffs und des Wertnormbegriffs noch einmal einander gegenüberstellen, um dann nach möglichster Präzisierung der Problemlage selbst weiter nach Auswegen für eine Lösung zu suchen.

III. Der Relativismus der Normbegriffe und Versuche zu seiner Überwindung.

§ 12. Rückblick.

Der Realnormbegriff besagte, wie der Durchschnittsmensch ist. Wir können ihn als eigentlichen Durchschnittsnormbegriff dem Wertnormbegriff gegenüberstellen, der als Idealnormbegriff besagte, wie man sich vorstellt, daß der Mensch sein soll.

Enthielt der Durchschnittsnormbegriff als Grundlage eine auf empirischem Erfassen beruhende *Feststellung* und war er als Begriff klar und eindeutig bestimmt, so enthielt der Wertnormbegriff eine auf apodiktischem Fordern beruhende *Festsetzung* und war relativ konfus und vieldeutig unbestimmt. Der Durchschnittsnormbegriff beruhte auf einer theoretisch objektiven Gegebenheit, der Wertnormbegriff auf einer subjektiven Annahme.

Trotzdem war der Durchschnittsnormbegriff, bezogen auf das einzelne psychische Individuum, gegenüber dem mit, wenn auch subjektiven, so doch konkret vorstellbaren Idealen erfüllten Wertnormbegriff unanschaulich, abstrakt, leer. Ihm kam zwar theoretisch allgemeine Geltung zu, aber er besagte nichts für den einzelnen individuellen Fall. Demgegenüber ging der Wertnormbegriff trotz seiner fragwürdigen Beschaffenheit doch den individuellen eigentlichen Menschen an, während der Durchschnittsnormbegriff bloß auf den als Art homo sapiens verstandenen Menschen ging.

Der Durchschnittsnormbegriff ist also allgemein, biologisch-natürlich und widerspruchsfrei, aber nicht individuell, psychologisch-menschlich; der Wertnormbegriff dagegen ist zwar individuell psychologisch-menschlich, aber nicht widerspruchsfrei und nicht biologisch-natürlich, allgemein.

Der Durchschnittsnormbegriff ist wegen der begrenzten Möglichkeit des Auszählens praktisch zu eng, er kann nur auf durch die zu bewältigende Anzahl relativ eng begrenzte Bereiche angewandt werden; man kann in dieser Beziehung bei ihm von einer praktischen relativistischen Enge sprechen. Der Wertnormbegriff ist demgegenüber von einer theoretischen relativistischen Enge, da er nur für ideologisch gleichartige Gruppen von Menschen gelten kann.

Bei der Durchschnittsnorm konnte man nicht sagen, was normal ist, wenn man nicht, wie Kurt Schneider, auf Genauigkeit verzichten, also den Vorzug der festlegbaren Klarkeit wieder aufgeben wollte zu Gunsten einer verschwommenen Vorstellung, eines undeutlichen Vorschwebens. — Bei der Wertnorm konnte man wohl sagen, was man als normal ansehen wollte, aber das Normbild war willkürlich, subjektiv; es konnte keine allgemeine objektive Gültigkeit sondern nur relative Geltung für solche, die sich zum gleichen Ideal bekannten, beanspruchen: dem einen ist *Jesus*, dem anderen *Buddha*, dem einen *Goethe*, dem anderen *Hölderlin*, dem einen *Rudolf Alexander Schröder*, dem anderen *Rilke*, dem einen *Laotse*, dem anderen *Konfuzius* menschliches Ideal.

§ 13. Der Relativismus der bisher behandelten Normbegriffe und die Versuche zu seiner Überwindung. — KURT SCHNEIDERs Versuch mit dem wertfreien realen Durchschnittsnormbegriff.

Beide Normbegriffe sind aber auch noch insofern relativistisch, als der eine, der Durchschnittsnormbegriff, nur auf naturwissenschaftlich-biologische und der andere, der Wertnormbegriff, nur auf geisteswissenschaftlich-psychologische Fragen anwendbar ist. Der erste versagt bei psychologischen, der andere bei biologischen Fragen.

Der Durchschnittsnormbegriff ist vernünftig, widerspruchsfrei und wissenschaftlich, taugt aber nicht für die Gegenstände der menschlichen Psychologie: er ist zu biologisch. Seine Leerheit müßte für die eigentliche Menschlichkeit erfüllt werden. Der starre Seinsbegriff, den er darstellt, müßte der Natur des eigentlichen menschlichen Werdens angepaßt werden, wenn er auf die menschlichen psychischen Phänomene anwendbar werden sollte. Er müßte dem Phänomen Rechnung tragen, daß der Mensch immer in einer nie abgeschlossenen psychischen Entwicklung begriffen ist, daß er ein werdendes, sich entwickelndes Wesen ist, daß er, wie JASPERS[1] sagt, immer noch mehr ist, als was er, zum Gegenstand der Erkenntnis geworden, von sich zeigt.

Daß dies nicht mögilch ist, ohne seine Eindeutigkeit preiszugeben, zeigt der Lösungsversuch von KURT SCHNEIDER, den man als den Versuch seiner psychologischen Modifikation dieses an sich unpsychologischen Normbegriffes auffassen kann. — Auch nach dem SCHNEIDERschen Normbegriff aber wird der einzelne Mensch nicht in seiner individuellen verstehbaren Innerlichkeit, sondern nur in seiner unverstehbaren Äußerlichkeit, als Durchschnittsmensch, nicht als Individuum genommen. Das bleibt ein Mangel gegenüber dem konkret individuellen Wertnormbegriff. Dem Durchschnittsmenschen, welcher der Inhalt dieser Normvorstellung ist, kann man mit Recht den Vorwurf machen, daß er nur von des Gedankens Blässe Gnaden ist. — Und für die Frage einer Norm des psychischen Werdens besagt dieser Normbegriff gar nichts. Er stellt bloß fest, wie der vorgestellte Durchschnittsmensch ist, und berücksichtigt gar nicht, daß es auch eine Norm des Sich-entwickelns und Werdens gibt. Für eine solche Norm ist er auch nicht modifizierbar. —

Der psychologisch belangvollere, aber subjektive Wertnormbegriff ohne Allgemeingültigkeit müßte, um wissenschaftlich brauchbar zu werden, von seiner konfusen Mehrdeutigkeit befreit werden, und die durch die Verabsolutierung der Wertleitbilder bedingte Verengerung des Werdens müßte durch ein natürliches, allen Menschen gemeinsames Wertleitbild ersetzt werden, so daß jeder Mensch allen Möglichkeiten gegenüberstehen kann, daß jeder werden könnte, was ihm gemäß ist und nicht alle, auf die eine bestimmte Norm nicht paßt, dem Zwang einer ihnen wesensfremden Norm ausgesetzt würden. Es müßte ein allgemeines Maß, das für alle Menschen gälte, gefunden werden und nicht nur bei Maßstäben bleiben, die immer nur für gewisse Menschentypen gelten können, wenn dieser Normbegriff allgemeine Geltung gewinnen sollte.

[1] JASPERS, K.: Philosophie. I, Philosoph. Weltorientierung. Berlin 1932.

§ 14. Der theologische Versuch mit dem Wertnormbegriff[1].

Man könnte versuchen, ein allgemein-menschliches Wertleitbild und damit einen allgemeinverbindlichen Wertnormbegriff zu gewinnen, indem man statt menschlicher Idealbilder oder Idealtypen Gott setzte. In dem Dogma der Göttlichkeit Jesu ist ein solcher grandioser Versuch enthalten. Er muß aber scheitern; denn die konkrete Menschlichkeit Jesu engt die Allgemeinheit bereits wieder ein, wie es eben überhaupt bei jedem Ideal etwas Mißliches hat, wenn es in einer konkreten Person auftritt. Und setzt man statt Jesus Gott allein, so ist diese Idealität nicht mehr menschenmöglich.

Die große normbildende Macht des Christentums scheint daher darauf zu beruhen, daß Paulus die Gotteskindschaft des Menschen nicht als ein direktes mystisches Verhältnis zu Gott auffaßte, sondern sie vermittelt und verwirklicht sein läßt durch die mystische Gemeinschaft mit Christo: Ich bin in Christo, in ihm bin ich Kind Gottes, lautet nach Albert Schweitzer[2] der Fundamentalgedanke der paulinischen Mystik. Es scheint uns lehrreich, diesem Versuch etwas genauer nachzugehen.

Paulus schreibt[3] Gal. 3, 26—28: „Ihr alle seid ja Söhne Gottes durch den Glauben an Jesus Christus. So viele ihr auf Christum getauft wurdet, habt ihr Christum angezogen. Da ist nicht Jude noch Grieche, nicht Knecht noch Freier, nicht Mann noch Weib: alle seid ihr ja Einer in Christo Jesu." Gal. 4, 6: „Weil ihr aber Söhne seid, hat Gott den Geist seines Sohnes ausgesandt in unsere Herzen." II. Kor. 5, 17: „Darum, ist Jemand in Christo, so ist er eine neue Kreatur; das Alte ist vergangen, siehe, es ist neu geworden." Röm. 6, 11: „Also achtet auch ihr euch als tot für die Sünde, lebend aber für Gott in Christo Jesu." Röm. 8, 2: „Das Gesetz des Geistes des Lebens in Christo Jesu hat dich frei gemacht von dem Gesetz der Sünde und des Todes." Röm. 8, 9—10: „Ihr aber seid nicht im Fleische, sondern im Geiste, wenn anders Gottes Geist in euch wohnt; wer aber Christi Geist nicht hat, der ist nicht sein. Ist aber Christus in euch, so ist der Leib zwar tot um der Sünde willen, der Geist aber Leben um der Gerechtigkeit willen." Röm. 12, 5: „Also sind wir, die Vielen, ein Leib in Christo; als einzelne zueinander aber sind wir Glieder." Phil. 3, 9—10: „Der ich nicht meine eigene Gerechtigkeit habe, die Gerechtigkeit aus dem Gesetz, sondern die durch den Glauben an Christum, die Gerechtigkeit aus Gott, auf Grund des Glaubens, ihn zu erkennen."

Vergegenwärtigt man sich den Sinn dieser Äußerungen, so zeigt sich, daß eine Absetzung vom Inhaltlichen zugunsten eines „Gesetzes

[1] §§ 14 bis 16 zeigen Möglichkeiten, deren Kenntnis zur weiteren Verfolgung der Untersuchung nicht unbedingt notwendig ist; sie können deshalb ohne Gefahr, den Faden zu verlieren, überschlagen werden. Eine Zusammenfassung der sich hier ergebenden Schwierigkeiten findet sich in § 17.

[2] Schweitzer, Albert: Die Mystik d. Apostels Paulus. Tübingen: Mohr 1930.

[3] Zit. nach einer Zusammenstellung von Albert Schweitzer.

des Geistes des Lebens in Christo“ (was nicht etwa heißen soll: ein Nacherleben des Lebens, das Christus geführt hat) und damit von der irdischen menschlichen Gerechtigkeit zu einer allgemeinen „Gerechtigkeit aus Gott“ vollzogen ist — aber: „auf Grund des *Glaubens*, ihn zu erkennen“! PAULUS schafft also wohl eine sehr weitgehend allgemeine Norm, die, wie die weltweite Ausbreitung des Christentums gezeigt hat, auch weitgehend annehmbar ist; aber seine Allgemeingültigkeit ist Sache des Glaubens, der Religion, nicht der Wissenschaft.

Das Prinzip dieses Normbegriffs ist aber trotzdem bemerkenswert. Die Allgemeingültigkeit wird durch Hinwendung auf ein geistig-göttliches Gesetz mittels eines mystischen Glaubensaktes, des Seins in Christo, gewonnen. Das Idealbild Christi ist dabei, weitgehend seiner konkreten Leibhaftigkeit entledigt, Offenbarung des allgemeinen göttlichen Wesens und Gesetzes, das für *alle* Menschen bestimmend ist. —

Es wäre demgegenüber für unsere Zwecke zu fragen, ob nicht auch durch einen denkenden Erkenntnisakt eine allgemeingültige Wertnorm dieser Art zu gewinnen ist, die dann wissenschaftlich begründet wäre.

§ 15. Versuch mit KANTS transzendentalem Ideal der reinen Vernunft.

Daß dies möglich ist, zeigt KANTS Ableitung des Idealbegriffs von den regulativen Prinzipien der Vernunft, welche er Ideen nennt[1]. KANT will unter einem Ideal das verstanden wissen, was „dem PLATO eine Idee des göttlichen Verstandes“ war. So ist z. B. die Weisheit eine Idee, ein regulatives Prinzip, und der Weise ein Ideal, ein Urbild, „d. i. ein Mensch, der bloß in Gedanken existiert, der aber mit der Idee der Weisheit völlig kongruiert“. Obgleich solchen Idealen keine objektive Realität zukommt, „sind sie doch um deswillen nicht für Hirngespinste anzusehen, sondern geben ein unentbehrliches Richtmaß der Vernunft ab“, womit wir uns vergleichen und nach dem wir uns beurteilen. „Das Ideal aber in einem Beispiele, d. i. in der Erscheinung realisieren wollen, wie etwa den Weisen in einem Roman, ist untunlich und hat überdies etwas Widersinniges und wenig Erbauliches an sich,“ da die „natürlichen Schranken der Vollständigkeit in der Idee Abbruch tun“.

Es handelt sich bei dem Ideal also nicht um einen bloßen Gedanken wie einen Einfall „einer bloßen Erdichtung ähnlich“, sondern um einen transzendenten, d. h. selbständigen Gegenstand außerhalb der Willkür des Denkenden.

---

[1] KANT: Krit. d. reinen Vern. A, 567, B, 595ff. — KANT hat sein transzendentales Vollkommenheitsideal übrigens nicht als Normbegriff aufgefaßt, wie wir es hier versuchsweise tun.

„Das einzige eigentliche Ideal, dessen die menschliche Vernunft fähig ist“, ist nun aber der Urbegriff eines Gegenstandes, welcher seinem Inhalt nach der Idee des Inbegriffs aller möglichen Prädikate entspricht:

Jedes Ding muß zu seiner „durchgängigen Bestimmung“ außer nach dem Grundsatz, daß ihm nicht widersprechende Prädikate zukommen können, d. h. seiner logischen Form nach, noch in seinem Verhältnis zu diesem „Inbegriff aller Prädikate der Dinge überhaupt“ nach seinem Inhalt bestimmt werden. Dazu muß die Vorstellung des Dinges mit diesem Urbegriff verglichen werden. Dieser Urbegriff ist nämlich nicht bloß ein leerer Oberbegriff sämtlicher möglichen Prädikate; sondern dadurch, daß aus der zunächst unbestimmten Gesamtheit aller überhaupt möglichen Prädikate sich eine Menge von Prädikaten auf die Weise ausschließen, daß sie abgeleitete oder widersprüchliche Prädikate sind, wird aus ihm eine Vorstellung von einem einzelnen Gegenstand, „der durch die bloße Idee durchgängig bestimmt ist, mithin ein Ideal der reinen Vernunft genannt werden muß.“

Da nun alle Prädikate, die Negationen enthalten, ein Nichtsein ausdrücken (z. B. Blindheit das Nichtsein des Sehens, Armut das Nichtsein des Wohlstandes, Unwissenheit das Nichtsein des Wissens), so kommen dem Inhalt dieser Vorstellung des Inbegriffs aller möglichen Prädikate nur solche Prädikate zu, die ein Sein ausdrücken, denn die anderen sind ja von diesen ableitbar, und daß diese und jene gemeinsam demselben Gegenstand zukämen, wäre widersprüchlich. Die Vorstellung dieses Urbegriffs ist deshalb die eines „entis realissimi“. Dies ens realissimum liegt als die Bedingung aller Möglichkeiten als ein transzendentales Ideal allen empirischen Dingen zugrunde.

„Alles Denken der Gegenstände überhaupt ihrem Inhalte nach“ muß auf dieses ens realissimum zurückgeführt werden. Nur in diesem einzigen Falle des transzendentalen Ideals der menschlichen Vernunft wird aber „ein an sich allgemeiner Begriff von einem Dinge durch sich selbst durchgängig bestimmt und als die Vorstellung von einem Individuum erkannt.“

Aber: „Es versteht sich von selbst, daß die Vernunft zu dieser ihrer Absicht, nämlich sich lediglich die notwendige durchgängige Bestimmung der Dinge vorzustellen, nicht die Existenz eines solchen Wesens, das dem Ideale gemäß ist, sondern nur die Idee desselben voraussetze, um von einer unbedingten Totalität der durchgängigen Bestimmung die bedingte, d. i. die des Eingeschränkten abzuleiten. — Alle Mannigfaltigkeit der Dinge ist nur eine ebenso vielfältige Art, den Begriff der höchsten Realität, der ihr gemeinschaftlich Substratum ist, einzuschränken, so wie alle Figuren nur als verschiedene Arten, den unendlichen Raum einzuschränken, möglich sind. Daher wird der bloß in der Vernunft befindliche Gegenstand ihres Ideals auch das Urwesen (ens originarium), [und] sofern es keins über sich hat, das höchste Wesen (ens summum), und, sofern alles, als bedingt, unter ihm steht, das Wesen aller Wesen (ens entium) genannt. Alles dieses bedeutet nicht das objektive Verhältnis eines wirklichen Gegenstandes zu anderen Dingen, sondern der Idee zu Begriffen und läßt uns wegen der Existenz eines Wesens von so ausnehmendem Vorzuge in völliger Unwissenheit.“

„Wenn wir nun dieser unserer Idee, indem wir sie hypostasieren, so ferner nachgehen, so werden wir das Urwesen durch den bloßen Begriff der höchsten Realität als ein einiges, einfaches, allgenugsames, ewiges usw. mit einem Worte, es in seiner unbedingten Vollständigkeit durch alle Prädikamente bestimmen können. Der Begriff eines solchen Wesens ist der von Gott in transzendentalem Verstande gedacht, und so ist das Ideal der reinen Vernunft der Gegenstand einer transzendentalen Theologie ... Indessen würde dieser Gebrauch der transzendentalen Idee doch schon die Grenzen ihrer Bestimmung und Zulässigkeit überschreiten. Denn die Vernunft legte sie nur als den Begriff von aller Realität der durchgängigen Bestimmung der Dinge überhaupt zugrunde, ohne zu verlangen daß alle diese Realität objektiv gegeben sei und selbst ein Ding ausmache."

Es handelt sich also nur um eine Vorstellung und nicht um ein Ding selbst bei dem Ideal, mit dem die Vorstellungen verglichen werden. Die Frage: ,,Wie kommt die Vernunft dazu, alle Möglichkeit der Dinge als abgeleitet von einer einzigen, die zugrunde liegt, nämlich der höchsten Realität, anzusehen und diese sodann als in einem besonderen Urwesen enthalten vorauszusetzen" beantwortet KANT so, daß wir zunächst der Illusion verfallen, das empirische Prinzip unserer Sinneserfahrung, mit dem der Verstand durch die Verknüpfung der Empfindungsinhalte der Sinne die Einheit des Gegenstandes der Erfahrung herbeiführt, für ein transzendentales Prinzip der Möglichkeit der Dinge überhaupt zu halten, indem wir einfach die Einschränkungen, welche für die Dinge als Erfahrungsgegenstände, als Erscheinungen, gegeben sind, fortlassen. Dann wird ,,dieses Ideal des allerrealsten Wesens . . . ob es zwar eine bloße Vorstellung ist, zuerst realisiert, d. i. zum Objekte gemacht, darauf hypostasiert, endlich, durch einen natürlichen Fortschritt (d. h. durch folgerichtiges Weitergehen) der Vernunft zur Vollendung der Einheit sogar personifiziert, . . . weil die Einheit der höchsten Realität und die durchgängige Bestimmbarkeit (Möglichkeit) aller Dinge in einem höchsten Verstande, mithin in einer Intelligenz zu liegen scheint".

§ 16. Kritik des Versuchs mit KANTS transzendentalem Ideal.

Wenn KANT es auch eine Vorstellung nennt, so bleibt die Vorstellbarkeit dieses Ideals aber doch illusorisch. Das transzendentale Ideal von der Art des entis realissimi ist ebenso unvorstellbar wie das transzendentale Ding an sich, ja noch unvorstellbarer, könnte man sagen. Es bleibt ein Begriff unseres Verstandes. Als solcher hat es zwar intersubjektive Gültigkeit, aber keine vorstellbare Anschaulichkeit. Und so kann es zwar für eine Norm des Werdens als Richtmaß der Vernunft für unser (richtiges) Handeln maßgebend sein (,,wir haben kein anderes Richtmaß unserer Handlungen als das Verhalten dieses göttlichen Menschen in uns"), und es kann ebenso uns die Richtung für eine richtige Entwicklung weisen (,,das Ideal ist . . . das Urbild (Prototypon) aller Dinge, welche insgesamt, als mangelhafte Kopien (ectypa), den Stoff zu ihrer Möglichkeit daher nehmen, und, indem sie demselben mehr oder weniger nahekommen, dennoch jederzeit unendlich weit daran fehlen, es zu erreichen"); es kann aber nicht zu einer Norm des Seienden genügen, da hierzu eine Vergleichung der Vorstellung des existierenden Dinges mit der Idealvorstellung möglich sein müßte, die Vorstellung des Ideals aber keine eigentliche Vorstellung eines Existierenden, sondern nur ein Begriff ist. Die Unbestimmtheit des Ideals, welche es im eigentlichen Sinne nicht vorstellbar macht, die aber der Dynamik des Werdens angemessen ist, ist der fertigen Abgeschlossenheit des Seins unangemessen. Um wirklich den Abstand des Dinges von dem Ideal feststellen zu können, müßte das Ideal in geschlossener Bestimmtheit fixierbar sein, was aber seinem Wesen nach „etwas Widersinniges an sich hat“.

Wir hätten damit einen durch das Richtmaß der Vernunft allgemeingültigen Idealnormbegriff gefunden. Er erfüllt das, was der Name „Norm“ ursprünglich eigentlich besagt: nämlich Richtschnur zu sein (norma = Richtschnur) für gerichtetes Werden. Normal wäre danach, was dem Urteil der Vernunft gemäß als Ideal vorgestellt werden muß; und da alle Vernünftigen vernunftgemäß urteilen müssen, wäre damit dies Ideal, wenn auch nicht abgeschlossen bestimmt, so doch immer eindeutig, jedoch nie real gegeben.

Ein Durchschnitt wäre danach immer als abnorm, nämlich als Sein hinter dem Ideal zurückbleibend, zu beurteilen. Wenn wir nur einen Normbegriff für die verstehbare Innerlichkeit des Menschen brauchten, so hätten wir hiermit einen allgemeingültigen brauchbaren Normbegriff gefunden. Der normale Mensch wäre danach, mit einem Ausdruck gesagt, der vollkommene Mensch, wobei „vollkommen“ ein dem Begriff „Mensch“ nicht widersprechender Inbegriff von Eigenschaften wäre.

Aber der wirkliche normale Mensch ist eben nicht vollkommen. Er hat auch ein rein äußerliches Sein, das wir normal nennen. Gerade auch seine Unvollkommenheit nennen wir normal. Der normale Mensch, mit dem wir rechnen müssen, ist nicht weise, tugendhaft, schön usw. Diese Bedeutung des Normbegriffs muß auch erfüllt werden, wenn der Begriff nicht bloß psychische Wirksamkeit haben, sondern auch eine die reale Wirklichkeit treffende wissenschaftliche Brauchbarkeit haben soll.

Wir haben also bisher in dem vernunftgemäßen Idealnormbegriff nur einen geläuterten allgemeingültigen Wertnormbegriff für den menschlich-psychologischen Bereich gefunden, nicht aber einen, der auch für die kreatürlich-natürliche psychologisch belangvolle Seite des realen Menschenwesens gilt. — Die relativistische Enge ist zwar im rein menschlichen Bereich aufgehoben, aber der Begriff ist in biologischem Sinne immer noch zu eng. Er bezieht sich noch nicht auf die Art homo sapiens als natürliches Phänomen, er ist zu „menschlich“, zu geistig und nicht „natürlich“ genug. —

Sehen wir zu, ob wir nicht noch einen weiteren und auch dem realen Sein angepaßten Normbegriff finden können. Zu diesem Zwecke werden wir aber einen neuen Ansatz machen müssen.

IV. Analyse des Normbegriffs mit der sprachkritischen Methode[1].

§ 17. Ob ein wissenschaftlicher Normbegriff überhaupt mit anschaulichen Vorstellungen erfüllbar ist.

KANT nennt sein transzendentales Ideal der reinen Vernunft eine einer Idee entsprechende Vorstellung. Diese Vorstellung eines Urbildes, die aus dem Inbegriff aller möglichen Prädikate gewonnen wird, schwebt in großer Allgemeinheit der Vernunft als Norm vor. Sie ist aber in ihrer Allgemeinheit unanschaulich. Eine reale Existenz kann ihr nicht entsprechen. Sie ist also ein bloßer Begriff. Ein Ding von der Art des transzendentalen Ideals, ein durch regulative Prinzipien vollständig bestimmter Gegenstand, ist bloß denkbar, nicht aber anschaulich vorstellbar. Nach KANTS eigenen Worten mangeln ihm zur eigentlichen Vorstellung „die hinreichenden Bedingungen in der Erfahrung". Er ist eine bloße Vorstellung der *Vernunft*, ein Noumenon, nicht eine Vorstellung der Anschauung, ein Phänomen. — Begriffe ohne Anschauung sind aber leer.

Von der anderen Seite sind wir damit auf demselben Punkt angelangt, zu dem KURT SCHNEIDER vom Realnormbegriff ausgehend angekommen war. Und genau wie dem Durchschnittsmenschen, welcher der Inhalt des SCHNEIDERschen Normbegriffes war, kann man dem Idealmenschen, der der Inhalt dieses nach KANT gewonnenen Normbegriffes wäre, den Vorwurf machen, daß er nur von des Gedankens Blässe Gnaden ist.

Wie der SCHNEIDERsche Begriff für eine Norm des Werdens nichts besagte, so besagt der nach KANT gewonnene nichts für eine Norm des Seins. Und wie der SCHNEIDERsche Normbegriff nicht für eine Norm des Werdens modifizierbar war, so ist es der nach KANT gewonnene nicht für eine Norm des Seins.

Man muß sich dieser Sachlage gegenüber fragen, ob es vielleicht überhaupt keinen einheitlichen Normbegriff für psychische Phänomene gibt, ob man nicht vielleicht mit zwei verschiedenen Normbegriffen, je nach der psychologischen oder biologischen Fragestellung, arbeiten muß; vor allem aber, ob ein wissenschaftlich brauchbarer psychischer Normbegriff überhaupt Inhalt einer anschaulichen Vorstellung sein kann.

[1] Die sprachkritische Methode findet man behandelt in FRANZ BRENTANO: Psychologie vom empirischen Standpunkt, herausgeg. von OSKAR KRAUS. II, Anhang XVI: Über das Sein im uneigentlichen Sinne, abstrakte Namen und Verstandesdinge. Leipzig: Meiner 1925, und in HUSSERLS Logischen Untersuchungen. 2. Aufl. II/1., 294ff. in dem Abschnitt: Der Unterschied der selbständigen und unselbständigen Bedeutungen und die Idee der reinen Grammatik. Halle: Niemeyer 1913.

Immer wieder erweisen sich Vorstellungen für eine psychische Norm als unhaltbar, immer wieder mißlingen die Versuche, einem wissenschaftlich brauchbaren Normbegriff für die psychischen Phänomene einen vorstellbaren Inhalt zu geben.

Hier kann uns nun nur eine neue Frage, nämlich die ausdrückliche Frage nach der eigentlichen Bedeutung des sprachlichen Ausdrucks „abnorm" und „normal" weiterhelfen.

§ 18. Die Frage nach der eigentlichen Bedeutung des sprachlichen Ausdrucks „normal" und „abnorm".

Fragen wir uns zunächst, wie der Ausdruck „normal" gebraucht wird, so finden wir ihn als Adverb, als Adjektiv und als Substantiv verwendet. Als Adverb in der Form: etwas sei normal beschaffen, z. B. „dieser Mensch ist normal gebaut". Als Adjektiv in der Form: etwas sei normal, z. B. „dieser Mensch ist normal". Und als Substantiv in der Form: Das Normale oder die Norm ist so und so, z. B. „die Norm ist dumm" oder „die Norm ist menschlich".

Fragen wir weiter, was der Ausdruck „normal" in allen diesen Formen bezeichnet, so finden wir, daß es in den ersten beiden Fällen — als Adverb und als Adjektiv — keine eigentliche Eigenschaft des Gegenstandes, über den die Aussage gemacht wird, ist, auf das er sich bezieht.

Im ersten Fall, dem des Adverbs, leuchtet das ohne weiteres ein. In diesem Falle erhält das Wort „normal" nur durch die Verbindung mit dem eigentlichen, nämlich dem logischen Prädikat, der eigentlichen Eigenschaft des Aussagegegenstandes, seine Bedeutung; es ist, wie man sagt, ein mitbedeutendes Wort, ein Synsemantikon (in der Terminologie von Marty, Brentano, Kraus); es ist ein synkategorematischer Ausdruck (in der Terminologie von Husserl) mit unselbständiger Bedeutung.

Im zweiten Fall, dem des Adjektivs, schei ntdas anders zu sein; scheinbar ist das Wort hier ein selbstbedeutendes Wort, ein Autosemantikon (in der Terminologie von Marty, Brentano, Kraus); scheinbar ist es ein kategorematischer Ausdruck (in der Terminologie von Husserl) mit selbständiger Bedeutung. — Bei näherer Betrachtung stellt sich jedoch heraus, daß dem in Wirklichkeit nicht so ist. Wenn man nämlich sagt, etwas sei normal, so sagt man ganz etwas anderes, als wenn man z. B. sagt, etwas sei grün oder hart; bei „grün" und „hart" hat die Aussage eine anschauliche Vorstellung, eine eigentliche Eigenschaft, zum Inhalt, bei „normal" aber nicht. Das Adjektiv „normal" bezeichnet keine eigentliche anschauliche reale Eigenschaft des Gegenstandes, auf das es sich bezieht, sondern es ist nur ein unbestimmter begrifflicher Ausdruck.

Ebenso verhält es sich im dritten Falle. Das Substantiv „das Normale" oder „die Norm" bezeichnet kein reales Ding, das Inhalt einer Vorstellung sein kann, sondern es ist ein abstrakter Name, ein Begriff unbestimmten Inhalts.

Das Wort „normal", wie es auch immer gebraucht wird, bezeichnet also niemals eine reale Eigenschaft eines Dinges und auch im Falle der substantivischen Bedeutung kein reales Ding. Es hat also in keinem Falle eine selbständige Bedeutung, die auf etwas Reales geht. Es ist immer ein Synsemantikon, ein mitbedeutendes Wort mit unselbständiger Bedeutung, die durch Reales ergänzt werden muß.

Trotzdem wird man aber nicht sagen können, daß das Wort, selbst wenn es allein in der unselbständigen Form benutzt wird, d. h. wenn man also nur „normal" sagen würde, ohne dabei an einen normalen Gegenstand zu denken —, daß das Wort „normal" in diesem Falle ganz ohne Inhalt sei, denn man *sagt* doch etwas auch mit diesem isolierten unselbständigen Ausdruck „normal". Fragen wir uns daher nach dem eigentlichen Inhalt dieses (unselbständigen) Wortes „normal"!

§ 19. Rückführung dieses Ausdrucks auf anschauliche Vorstellungen.

Was haben wir uns vorzustellen, wenn wir das unselbständige Wort „normal" allein, ohne einen gegenständlichen Träger benutzen? Irgend etwas ist es doch! Wenn es nichts wäre, wäre es unmöglich, mit dem Begriff „normal" zu denken, denn Denken ohne Vorstellungen ist u. E. nicht möglich. — Und es *ist* auch etwas, was wir vorstellen, wenn wir den Ausdruck „normal" so gebrauchen; nämlich folgendes:

Jedesmal, wenn wir den Ausdruck „normal" allein benutzen, stellen wir uns, wenn wir überhaupt etwas anschaulich Reales dabei denken, nicht etwa etwas, das wir „das Normale" nennen könnten, vor, sondern wir stellen uns einen vor, der das Wort „normal" denkt. Genau so, wie wir bei jeder wortähnlichen Lautfolge, die wir hören, uns einen Sprechenden vorstellen und bei jedem Buchstabenverband, der ein Wort sein kann, uns einen vorzustellen suchen, der dies Wort geschrieben hat. Z. B. wenn man das Wort „Lalu . . ." hört oder liest, wird man über die Ergänzung „Lalula" an *Christian Morgenstern* denken, d. h. ihn als Inhalt des Gedankens vorstellen, weil „Lalula" *sein* Wort ist; oder wenn man „a" oder „o" hört oder liest, wird man z. B. Affektäußerungen, d. h. aber jemanden, der Affekte äußert, vorstellen. Und auch wenn das Wort „normal" mit einem gegenständlichen Träger verbunden gedacht wird, haben wir uns als Voraussetzung der an diesem gegenständlichen Träger hängenden Normbeziehung einen solchen den Gegenstand mit seiner Normbeziehung Denkenden vorzustellen, wenn wir den Inhalt des Normbegriffes vollständig und klar erfassen wollen. Und zwar ist dieser Denkende im Falle des Normbegriffs ein Urteilender, einer, der etwas als normal beurteilt.

Die Vorstellung im Falle „normal“ oder „abnorm“ ist also höchst kompliziert. In ihr ist enthalten:

1. Ein Urteilender, d. h. ein etwas Anerkennender oder Verwerfender. Dieser muß, wenn man sich den eigentlichen realen Inhalt der Vorstellung vergegenwärtigen will, direkt, modo recto, vorgestellt werden (Brentano);

2. Der Inhalt der Anerkennung oder Verwerfung des vorgestellten Urteilenden, d. h. ein Gegenstand dem etwas zugesprochen wird, also eine prädikative Aussage. Das (grammatische und logische) Subjekt dieser Aussage, d. h. der Gegenstand welcher „normal“ genannt wird, wird dann nicht direkt, nicht modo recto, sondern modo obliquo vorgestellt (Brentano);

3. Der Vergleich des logischen Prädikates dieser Aussage, d. h. der Eigenschaft des Aussagegegenstandes, mit anderen Prädikaten gleicher Art, wobei die Vergleichsprädikate sein können:

a) gewesene Prädikate gleicher Art desselben Gegenstandes (also z. B. die augenblickliche Gesichtsröte eines Menschen wird verglichen mit früher bei ihm beobachteten Gesichtsröten) oder

b) Prädikate gleicher Art anderer Gegenstände (also z. B. seine augenblickliche Gesichtsröte wird verglichen mit der Gesichtsröte anderer Personen).

Der (modo recto vorzustellende) Urteilende ist also der reale Inhalt der Vorstellung; außerdem enthält die Vorstellung aber auch noch Irreales: nämlich den Urteilsgegenstand als *solchen* und die auf ihn bezügliche Aussage „normal“. An dies Irreale pflegen wir gewöhnlich allein zu denken, wenn wir von Normalem sprechen. Um den realen Kern der Vorstellung zu Gesicht zu bekommen, bedarf es einer gnoseologischen Wendung.

Das Wort „normal“ weist also immer auf einen Urteilenden hin; aber obwohl dieser der modo recto vorzustellende *reale* Inhalt der Vorstellung ist, weist das Wort doch nicht *direkt* auf *ihn* hin, sondern indirekt über verschiedene Stufen, die irreale Bestandteile der Vorstellung sind. Direkt bezieht es sich auf das Prädikat einer Aussage, d. h. zunächst ergänzen wir unmittelbar immer, wenn wir das Wort „normal“ allein hören oder lesen, um die mit dem isolierten Wort gegebene Bedeutungserwartung zur Bedeutung zu erfüllen, irgendwelche Eigenschaft von irgendetwas, also z. B. „normal-grün“ oder „normal-beschaffen“. Dies (logische) Prädikat einer Aussage muß weiter ergänzt werden, und es wird es durch die weitere Beziehung des Prädikats auf das Subjekt der Aussage, also durch den Gegenstand, zu dem die Eigenschaft gehört: also z. B. „normal-grünes-Blatt“ oder „normal-beschaffenes-Ding". Das Subjekt der Aussage ist aber wiederum als der Kern des Inhalts einer Aussage bezogen auf den Aussagenden, d. h. den, der das Urteil „normal" vollzieht. Das Subjekt der Aussage, d. h. der (wenn der reale Kern, nämlich der Urteilende, modo recto vorgestellt ist, modo obliquo vorzustellende) Gegenstand, auf den sich das Wort „normal" direkt bezieht, ist als das logische Subjekt der Aussage eine Vorstellung und als solche selbst nichts Reales, sondern die (irreale) Vorstellung, die ein realer Vorstellender vor sich hat. Mit anderen Worten: die Ausdrücke „normal-grünes-Blatt" und „normal-beschaffenes-Ding" sind (modo obliquo vorzustellende) vorgestellte Urteilsinhalte eines (modo recto vorzustellenden) Urteilenden, der als Urteilender zugleich auch Vorstellender ist. Und dieser vorgestellte Urteilende stellt *den* Bestandteil des Inhalts der Vorstellung dar, welcher sich auf anschaulich Reales bezieht; d. h. in der komplexen Vorstellung, wie sie z. B. einem Ausdruck wie „normal-beschaffenes-Ding" zugrunde liegt, kann allein dem diese Vorstellung Vorstellenden ein Sein im Sinne des Wesenhaften, des Realen zukommen, welches Gegenstand einer Anschauung sein kann und das selbst modo recto vorgestellt werden muß, wenn die Aussage einen anschaulichen Gehalt haben soll. — Schematisch kann man das folgendermaßen darstellen:

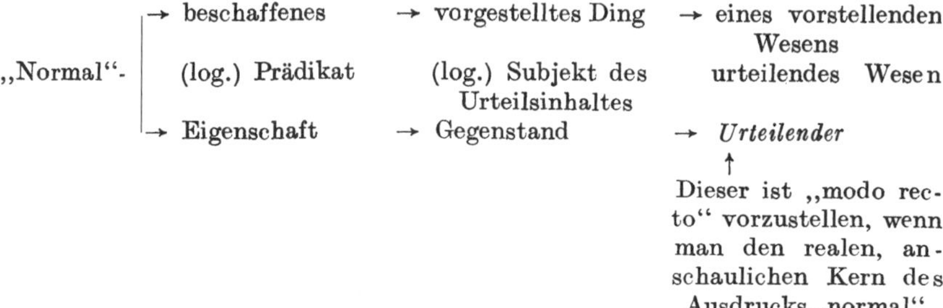

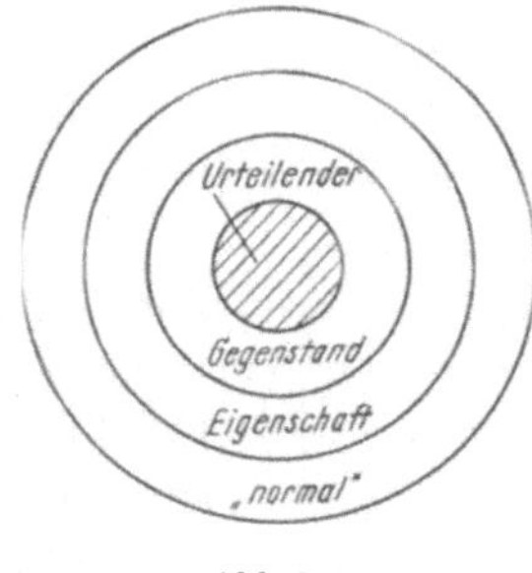

Abb. 2.

D. h. „normal" bezieht sich immer auf Eigenschaften von Gegenständen, die jemand beurteilt. Vielleicht noch treffender läßt sich dieser Sachverhalt wie in Abb. 2 veranschaulichen.

Damit wäre der anschaulich vorstellbare Kern des Normbegriffs gefunden. Daß dieser Kern tatsächlich immer vorgestellt wird, soll damit nicht behauptet werden, sondern nur, daß er eine Voraussetzung des Normbegriffes (wenn auch für die naive Einstellung „hinter" ihm stehend) ist, eine Voraussetzung, die auch der Gegenstandstheoretiker nicht abstreiten können wird, und die u. E. eine allgemeine theoretische Behandlung des Normbegriffes zum Ausgangspunkt machen muß. Daß man zu diesem Kern nur in reflektiver Einstellung gelangen kann, spricht u. E. nicht dagegen, daß er modo recto vorstellbar ist und daß er modo recto vorgestellt werden muß, wenn man nicht auf einen empirischen Gehalt auch des „reinen" Begriffes verzichten will[1]. Es fragt sich nun, wie dieser Kern bei einem wissenschaftlich brauchbaren Normbegriff beschaffen sein muß; denn es ist offenbar nicht dasselbe, ob einer in wissenschaftlicher oder in unwissenschaftlicher Weise urteilt.

§ 20. Die dem Normbegriff zugrunde liegende Vorstellung ist ein einsichtig anerkennend Urteilender. — Vier Bedeutungen des Ausdrucks „normal".

Ein unwissenschaftlich Urteilender kann in zweierlei Weise einen Gegenstand beurteilen: einmal in mehr zweckhafter Einstellung, wie es die ursprüngliche Urteilsweise des Menschen ist, der handelnd der Umwelt gegenübersteht und zu diesem Zweck den urteilenden Verstand benutzt; dann aber auch in mehr kontemplativer, nicht zweckbetonter Einstellung, wo die Umwelt dem Menschen mehr in ihrer Selbständigkeit und Unberührtheit gegenübersteht und der Mensch dieser Umwelt im eigentlichen Sinne erkennend zugewandt ist.

Der wissenschaftlich Urteilende steht der Umwelt in der zweiten, der erkennenden Einstellung gegenüber. Sein Urteil unterscheidet sich aber noch in anderer Weise vom unwissenschaftlichen Urteil. Das letztere ist wie in bezug auf die Urteilseinstellung so auch in der Vollzugsweise weniger genau bestimmt. Es wird in konfuser, blinder Weise vollzogen. Das wissenschaftliche Urteil, das Erkenntnis im eigentlichen Sinne sein will, darf aber nicht in blinder, sondern muß in einsichtiger, klarer Weise vollzogen werden.

Der wissenschaftlich Urteilende, welcher als Vorstellung einem wissenschaftlichen Normbegriff zugrunde liegt, ist also dem im gewöhnlichen Sinne urteilend Genannten gegenüber in der Weise bestimmt, daß er ein einsichtig und in kontemplativ-erkennender Einstellung Urteilender ist.

Es gibt nun aber neben einem wissenschaftlich Erkennenden auch einen wissenschaftlich Handelnden. Doch ist für diesen ein einsichtig Erkennender die Voraussetzung, so daß also der einsichtig Erkennende die einen wissenschaftlichen Normbegriff bestimmende Vorstellung ist. —

[1] Es liegt hier also ein mehrschrittiger Regreß vor. Dieser findet aber beim empirischen Tatbestand des Urteilenden sein Ende. Klammerte man diesen empirischen Tatbestand nun aber ein (HUSSERL), so würde ein unendlicher Regreß entstehen. An dieser Stelle liegt unser bewußter „Psychologismus", der nicht zu einem unendlichen Regreß führt.

Vergegenwärtigt man sich nun die Verhältnisse, welche den in Bezug auf seine Normalität zu beurteilenden *Gegenstand* betreffen, so ergeben sich vier verschiedene Bedeutungen eines wissenschaftlichen Normbegriffs[1]:

1. Die Seinsnorm, welche auf das feststehende Erkennbare geht,
2. die Werdensnorm, welche auf das sich entwickelnde (zukünftige) Werdende[2] zielt,
3. die Kollektivnorm, der ein Vergleich einer Menge gleichartiger Eigenschaften verschiedener Dinge zugrunde liegt und
4. die Individualnorm, der ein Vergleich einer Menge gleichartiger zeitlich verschiedener Eigenschaften desselben Dinges zugrunde liegt.

Die dritte und vierte Bedeutung ist jedesmal noch durch die erste und zweite zu differenzieren, d. h. die Seinsnorm oder die Werdensnorm kann jeweils eine Kollektiv- oder Individualnorm sein, d. h. es gibt eine individuelle und eine kollektive Seinsnorm und eine individuelle und eine kollektive Werdensnorm sowie eine reale Individual- und eine reale Kollektivnorm (Seinsnormen) und eine ideale Individual- und eine ideale Kollektivnorm (Werdensnormen), so daß sich zwischen diesen vier Normbegriffen die in Abb. 3 dargestellten formalen Beziehungen ergeben.

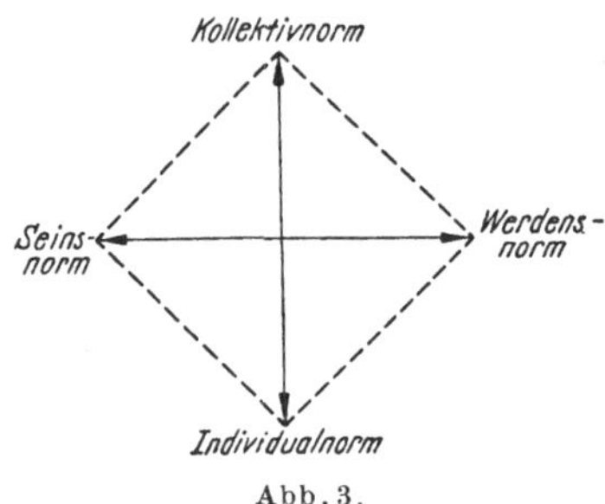

Abb. 3.

§ 21. Der Begriff des psychisch Normalen ist durch die Eigenart des Urteilsgegenstandes bestimmt.

Für den Begriff des *psychisch* Abnormen sowie den des *psychisch* Normalen ist nun aber noch die Beziehung des Urteilenden zu dem Urteilsgegenstand, der das Zentrum des zu beurteilenden Sachverhalts darstellt, von Bedeutung. Dieser Gegenstand, der als solcher (nämlich als vorgestellter Urteilsgegenstand) ja nichts Reales ist, kann nämlich selbst wieder Reales oder Irreales zum Inhalt haben. Reales hat er zum Inhalt, wenn er zum Beispiel einen bestimmten Baum oder eine bestimmte Blume bezeichnet. Irreales schon, wenn er „den" Baum

[1] Eine beispielhafte Verdeutlichung der hier zunächst rein formal aufgestellten Begriffe findet man in § 23 S. 44f.

[2] Man stoße sich hier, wo es um rein formale logische Differenzen geht, nicht an dem scheinbaren Gegensatz von Seins- und Werdensnorm; es wird sich im weiteren zeigen, daß unsere Analysen nicht der Tatsache widersprechen, daß das Sein nur als eine spezielle und das Werden als die allgemeine Realitätsform (NICOLAI HARTMANN) aufzufassen ist.

oder „die“ Blume (als Allgemeinbegriffe) bezeichnet, die es in Wirklichkeit als selbständige Wesen nicht gibt (vgl. das in § 3 angeführte Argument von ARISTOTELES gegen das Sein des Begriffs „Löwe“), denn es gibt bloß einzelne Bäume und einzelne Blumen. Irreales bezeichnet er also auch, wenn er „das“ Psychische bezeichnet.

Es muß für den Begriff des psychisch Abnormen oder des psychisch Normalen also nochmals nach der anschaulichen Erfüllbarkeit des Urteilsgegenstandes gefragt werden. Denn es ist für das Urteil offenbar nicht belanglos, ob es sich auf anschaulich gegebenes Reales oder auf Irreales bezieht. Und ein Begriff „des“ psychisch Abnormen ist ebenso wie ein Begriff „des“ psychisch Normalen nicht anschaulich erfüllbar, da es „das“ Psychische im Sinne des anschaulich Wesenhaften ebenso wenig gibt wie „den“ Menschen. Es gibt bloß einzelnes Psychisches, wie es bloß einzelne Menschen gibt.

Aber damit ist die Frage, ob der Urteilsgegenstand eines psychischen Normbegriffes anschaulich erfüllbar ist, auch noch nicht entschieden. Eine Blume oder einen Menschen kann man sich als selbständiges körperliches Wesen anschaulich vorstellen, es fragt sich aber, ob auch eine „Seele“. Denn eine Seele scheint nicht die gleiche anschauliche Realität zu haben wie das leibliche Wesen, dessen Seele sie ist.

Dem ist aber in Wahrheit nicht so. Die körperlichen Gegenstände sind uns nämlich genau wie die seelischen auch nur durch psychische Phänomene gegeben. Ein physischer Gegenstand, z. B. ein Blumentopf, ist dem ihn Wahrnehmenden genau so durch psychische Phänomene gegeben wie ein psychischer Gegenstand, z. B. eine Menschen- oder Tierseele. Nur daß die psychischen Phänomene sich in beiden Fällen unterscheiden. Im Falle der Wahrnehmung physischer Gegenstände sind es solche psychischen Phänomene (Farben, Figuren, Töne, Gerüche, Tast-, Wärme- und Kälteempfindungen), denen Ausgedehntes als Gegenstand zugrunde liegt; es sind ausdedehnte Dinge, die den entsprechenden psychischen Phänomenen, den „Empfindungen“, subsistieren, d. h. es sind körperliche „Substanzen“ (ARISTOTELES), res extensae (DESCARTES). Im anderen Falle der Wahrnehmung seelischer Gegenstände im eigentlichen, engeren Sinne zeigt uns die Anschauung nichts Ausgedehntes; diese psychischen Phänomenen des inneren Sinnes, der Cotigatio DESCARTES (also dem Sehen eines Gegenstandes, dem Hören eines Tones, dem Riechen eines Geruchs, dem Empfinden einer Wärme, einer Kälte, einer Tastqualität in der Phantasie; und ebenso dem Denken eines Begriffes, dem Urteilen, Erinnern, Erwarten, Glauben und Zweifeln, dem unendlich vielfältigen emotialen Erleben der Gefühle), diesen Phänomenen liegen unausgedehnte „Dinge“, liegt Seelisches zugrunde, d. h. es sind seelische „Substanzen", res cogitantes, „Wesen", die diese psychischen Phänomenen im engeren Sinne substisieren[1].

Aber trotzdem könnte es vielleicht noch scheinen, als ob eine einzelne Seele in der gleichen Weise irreal und unvorstellbar wäre wie „der" Mensch gegenüber dem einzelnen Menschen. Wohl könnten, so mag man vielleicht einwenden, einzelne seelische Phänomene (wie z. B. ein Empfinden, ein Gefühl, ein Denken) Inhalt einer anschaulichen Vorstellung sein, nicht aber die Seele selbst, deren Phänomene sie sind. Anschaulich erfüllbar wäre dann also nur ein Normbegriff, der sich auf einzelne psychische Phänomene als Inhalt bezieht, nicht aber einer, der eine einzelne Seele als Ganzes zum Inhalt hätte. Es wäre dann nur der Begriff einer partiellen psychischen Norm möglich, auf den sich z. B. Abnormitäten der Empfindungen, der Gefühle, des Denkens usw. bezögen; nicht aber wäre es möglich, über das einem abnormen Gefühl zugrunde liegende seelische Wesen, das das Gefühl hat, etwas bezüglich seiner Norm auszusagen.

Dieser Punkt bedarf also noch eines genaueren Zusehens. Und es zeigt sich dabei nun sogleich, daß das Verhältnis der psychischen Phänomene zu der Psyche, deren Phänomene sie sind, von ganz anderer Art ist wie also (worauf der eben angenommene Einwand beruht) z. B. das Verhältnis des einzelnen Menschenwesens zu dem allgemeinen Begriff des Menschen. Dieser letztere wird aus der Vorstellung eines Kollektivs von realen Menschenwesen durch Abstraktion gewonnen, ihm entspricht also keine Realität. Die einzelne Psyche jedoch, auf die die ihr zugehörigen psychischen Phänomene verwiesen, ist keine bloße begrifflich-allgemeine Abstraktion, sondern ihr entspricht eine Realität, sie ist genau wie das einzelne körperlich erscheinende Ding ein Wesen eigener individueller Art, ohne das die Realität der psychischen Phänomene nicht gewährleistet wäre. Nur der naive Verstand, dem die Realität der Außenwelt kein Problem werden kann, merkt es nämlich nicht, daß auch die Realität der physischen Phänomene nur durch solch einen nicht direkt anschaulichen „substantiellen" Gehalt der Wahrnehmungsgegenstände (dem auch KANTS Konzeption des Dinges an sich entspricht) gewährleistet ist. Das Problem der Wahrnehmung der körperlichen Welt ist daher (man könnte sagen wegen der

[1] Vgl. dazu auch BRENTANO: Psychol. I, 2. Buch 1. Kapitel. — Man könnte, um den belasteten Ausdruck „Substanzen" zu vermeiden, auch von „Dingen" und „Wesen" (vgl. HUSSERLS Wesensschau!) sprechen, oder abstrakter von „Einheiten" oder „Prozeßkonstituentien" des seelischen und des körperlichen Seinsbereiches. Ich halte mich trotzdem an den Ausdruck „Substanz" und verstehe hier unter „Substanzen" notwendig *zu denkende* Einheiten des seelischen und des körperlichen Phänomenbereiches, welche wir ohne irgendwelche metaphysische Gedanken daran zu knüpfen, rein empirisch feststellen können.

großen Transparenz[1] der auf Körperliches gerichteten psychischen Akte, die wir bei der Wahrnehmung gar nicht bemerken) im Grunde sogar gegenüber dem der Wahrnehmung der seelischen Welt das schwierigere.

Das Zurückgehen auf die einzelnen anschaulich gegebenen psychischen Phänomene allein genügt also noch nicht, um auf das Reale des psychischen Gegenstandes zu kommen, sondern als letzter Schritt ist deren Rückführung auf das psychische Wesen, auf die sich in diesen Erscheinungen äußernde Einheit der erscheinenden Individualität nötig, damit die Anschauung nicht blind, nicht eine unzusammenhängende Masse von sinnlosen Eindrücken bleibt.

Schematisch kann man sich die möglichen Beziehungen des Gegenstandes zur anschaulichen Gegebenheit nochmals folgendermaßen vergegenwärtigen:

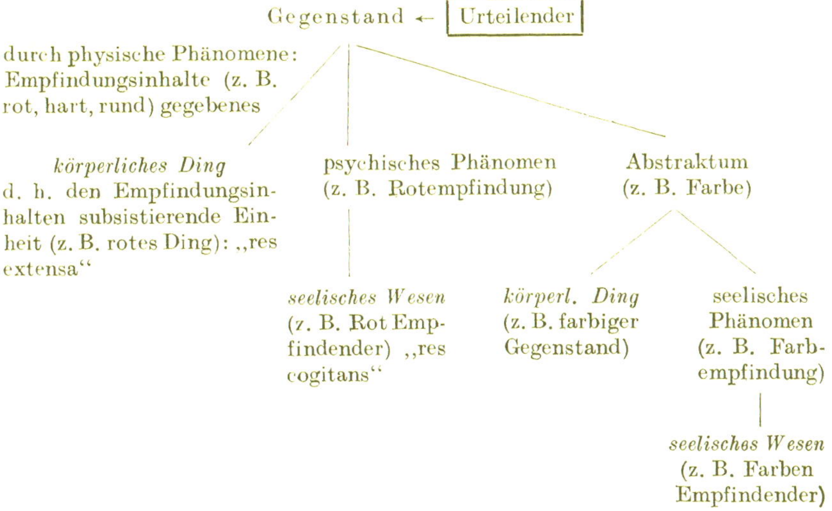

Das Schema zeigt rein formal: Ein Gegenstand kann sein: 1. ein Ding im Sinne der res extensa, 2. ein psychisches Phänomen, 3. ein Abstraktum. Ein Ding und ein Phänomen sind anschaulich, ein Abstraktum nicht. Ein Ding ist ein substanziell Reales, ein Phänomen ist hintergründig und verweist auf ein substanziell reales seelisches Wesen. Ein Abstraktum kann aus einem Ding oder einem seelischen Phänomen gewonnen sein.

Daß die psychische Realität nicht in der gleichen greifbaren Anschaulichkeit gegeben ist wie die Realität der körperlichen Lebendigkeit, in der sie sich äußert, ist dabei also eine Schwierigkeit, die allein

[1] Da wir das Seelische selbst nicht unmittelbar gegenständlich erleben können, aber den Erlebnisgegenstand durch das Seelische hindurch erleben, kann man von einer Transparenz des Seelischen sprechen: es ist wie ein Medium, durch das

dem *psychischen* Normbegriff anhaftet. Sie liegt aber schon in den psychischen Phänomenen begründet, die nicht wie die körperlichen Phänomene in abgeschlossener Bestimmtheit, sondern stets nur in unabgeschlossener Unvollständigkeit gegeben sind. So kommt es, daß empirisch auch das psychische Wesen stets den Charakter der Unvollständigkeit, Unabgeschlossenheit und Unbestimmtheit hat und daß eine bestimmte, anschaulich-konkrete Vorstellung der individuellen Seele, des einzelnen psychischen Wesens sich niemals gewinnen läßt. D. h. die psychische Realität liegt nicht im „Sein", sondern im „Werden" (in der Zeit).

Damit aber die Richtung des Werdens nicht auf Unmögliches abzielt, muß die Psyche rückwärts auf ihr Gewesensein orientiert sein und sich über die Wirklichkeiten ihrer Vergangenheit auf die Möglichkeiten ihrer Zukunft beziehen (wir müssen gleichsam mit dem Rücken der Zukunft und mit dem Gesicht der Vergangenheit zugewandt leben, kann man verbildlichend sagen). — Das den psychischen Phänomenen zugrunde liegende Wesen ist also zu einem Teil, in seinem Gewesensein (mittels der bis zum Jetztpunkt reichenden Anamnese) in unveränderlicher Bestimmtheit, man ist versucht zu sagen: quasi „konkret", faßbar und zu einem anderen Teil in den Möglichkeiten seines Werdens in nur absehbarer Unbestimmtheit durch eine Art Extrapolation in die Zukunft hinaus aus seiner bisherigen Bestimmtheit erschließbar.

Der Begriff einer psychischen Norm hat dem Tatbestand dieser eigenartigen Beschaffenheit des psychischen Wesens, auf welche sich seine Inhalte beziehen, Rechnung zu tragen.

---

hindurch Gegenständliches erlebt wird; so erleben wir durch das Medium des Sehens die gesehenen Gegenstände, durch das Hören die Töne, durch das Denken die Gedanken. Bei starkem Realitätsgewicht des Gegenstandes und direkter Betrachtung desselben, wie es vor allem bei den körperlichen Phänomenen der Fall ist, kann das Bewußtsein des seelischen Erlebens beim Erlebnis fast ganz verschwinden. So kann man von einer besonders großen Transparenz der auf Körperliches gerichteten psychischen Phänomene sprechen. Nur bei besonderer reflektiver Einstellung können wir dabei auch des seelischen Erlebens inne werden, durch das wir Körperliches erleben. — Am Gegenstand findet die Transparenz der Erlebnisvollzüge ihr Korrelat in einer mehr oder weniger starken Hintergründigkeit der Objekte. Die Gegenstände der auf Körperliches gerichteten Akte haben weniger Hintergrund als die Gegenstände von auf Seelisches gerichteten Akten; bei den letzteren scheint das Seelische im Gegenstandsbereich durch das unmittelbar Wahrgenommene hindurch (vgl. z. B. einen Stein und einen Menschen). Die Gegenstände verhalten sich also in bezug auf ihre Transparenz umgekehrt wie die zu ihnen gehörigen Erlebnisvollzüge.

Man spricht auch noch in anderem (hier nicht gemeintem) Sinne von Transparenz des Gegenstandes, wenn eine fast völlige begriffliche Durchdringung desselben möglich ist, so daß Begriffssystem und Gegenstand sich fast nicht mehr unterscheiden, wie bei den mathematischen Gegenständen.

§ 22. Das Richtigkeitskriterium des Normbegriffs.

Die Rückführung auch des Urteilsgegenstandes auf ein reales Wesen ist deshalb von Wichtigkeit, weil wohl zwar ein blind Urteilender, nicht aber ein einsichtig Urteilender, — der, wie wir gesehen hatten, einem wissenschaftlichen Normbegriff zugrunde gelegt werden muß, — auf Irreales anerkennend sich beziehen kann.

Wenn sich ein einsichtiges Urteil anerkennend auf etwas bezieht, und das tut sowohl das Urteil „normal" wie das Urteil „abnorm"[1], so heißt das doch: es drückt die Überzeugung von der Existenz dessen aus, worauf es sich bezieht, und zugleich den Anspruch auf die Richtigkeit des in dieser Überzeugung enthaltenen Glaubens. Der Anspruch auf die Richtigkeit des Glaubens an die Existenz eines Wesens läßt sich aber bloß aufrecht erhalten, wenn es unmöglich ist, daß ein anderes, ebenfalls einsichtiges Urteil diesem Glauben widersprechen kann, d. h. die Existenz desselben Wesens verwerfen kann. Bei einem Gegenstand, dessen Existenz nicht durch eine anschauliche Vorstellung erwiesen werden kann, ist aber solch ein widersprüchliches einsichtiges Urteil, das ihm die Existenz abspricht, möglich und damit der Glaube an seine Existenz nicht mit dem Anspruch auf Richtigkeit aufrecht zu erhalten.

Wäre also der Ausdruck „normal" oder „abnorm" nicht auf einen Gegenstand beziehbar, dem eine reale Existenz zugesprochen werden kann, so wäre der der entsprechenden Aussage zugehörige Urteilende nicht als ein solcher vorstellbar, der mit dem berechtigten Anspruch auf Richtigkeit seiner Aussage, d. h. aber einsichtig, urteilte; denn es wäre möglich, daß ein anderer mit dem ebenso berechtigten Anspruch auf Richtigkeit das Gegenteil aussagen könnte. Wenn aber etwas in wissenschaftlicher Weise als normal oder abnorm bezeichnet wird, wird es ja mit eben diesem Anspruch auf Richtigkeit so bezeichnet. Die Aussage, etwas sei normal oder abnorm, könnte also auch in wissenschaftlicher Weise nicht vollzogen werden, wenn sie nicht auf einen Urteilsgegenstand bezogen werden könnte, der ein selbständiges reales Wesen ist. Daraus ergibt sich, da nur Individuelles existiert, daß es als Gegenstand eines richtigen Urteils über normal und abnorm nur Individuelles geben kann. Es gibt kein allgemeines sondern nur individuelles Normales. Jede richtige Norm muß auf ein Individuum bezogen sein. Es gibt also, um es an Beispielen zu verdeutlichen, eine normale und eine abnorme Färbung eines körperlichen Dinges, z. B. eines Blumentopfes; ebenso gibt es eine normale oder abnorme Hautfarbe eines Menschen (dieser als körperliches Ding begriffen). Es gibt normale oder abnorme Vorstellungen, Begriffe, Gedanken und Gefühle

[1] Das Urteil „abnorm" ist zwar nicht im vollen Sinne anerkennend, sondern nur insofern, als dabei die Existenz des beurteilten Sachverhalts als solche anerkannt wird; nur darauf kommt es hier aber an.

eines psychischen Wesens, z. B. eines Tieres oder eines Menschen (als seelische Wesen begriffen). Es gibt aber nicht eine allgemeine normale oder abnorme farbliche Beschaffenheit, es sei nun „des" Blumentopfes oder „des" Menschen, und ebensowenig gibt es normale oder abnorme Vorstellungen usw. „der" Tier- oder Menschenseele als allgemeinen Begriff. Ebenso gibt es aber auch nicht eine normale oder abnorme Beschaffenheit z. B. „der Farbe" oder „des Vorstellens", sondern es gibt nur eine normale oder abnorme Beschaffenheit der Farbe eines bestimmten Dinges oder des Vorstellens, welches ein bestimmtes Wesen vollzieht.

Die Individualität des Gegenstandes ist jedoch nur die Voraussetzung für die Richtigkeit des Normurteils. Das Richtigkeitskriterium selbst liegt nach unserer Auffassung nicht im Gegenstand sondern in der Vollzugsform des Urteils. Und diese führt uns auf ein urteilendes Wesen, das mehr als „bloß" seelisch ist. Die geforderte „Einsichtigkeit" führt auf das Geistige. In dem verbindlichen „Richtig "oder „Falsch", das uns diese Vollzugsform (rein empirisch!) offenbart, erscheint das Geistige in dem psychischen Normbegriff, der uns hier beschäftigt. Und zwar zunächst in dessen „Kern". Hier kann es bei einem verbindlichen Normbegriff niemals fehlen. Und wir werden noch sehen, daß das Geistige auch im Urteilsgegenstand des psychischen Normbegriffs eine wichtige Rolle spielt, daß das Moment des (geistigen) Differenten auch im gegenständlichen Teil des Normbegriffs vorkommt.

§ 23. Ergebnis der Analysen.

Der Anspruch auf Richtigkeit, welcher mit einer wissenschaftlichen Aussage verbunden ist, läßt sich also nach unseren Überlegungen darauf begründen, daß der der Aussage als Vorstellungsinhalt zugrunde liegende Urteilende als einsichtig Urteilender vorgestellt wird, und daß der Aussage ein anderes unter den gleichen Umständen vollzogenes und auf den gleichen Gegenstand bezogenes einsichtiges Urteil nicht widersprechen kann. Das heißt: wenn das Urteil ein bejahendes ist, darf unmöglich ein anderes entsprechendes einsichtiges Urteil ein verneinendes sein können; wenn das Urteil ein verneinendes ist, darf unmöglich ein anderes entsprechendes einsichtiges Urteil ein bejahendes sein können.

Da ein wissenschaftliches Urteil aber die Berücksichtigung aller dem Urteilsgegenstand zukommenden Tatsächlichkeiten voraussetzt, so wird man sagen können: Ein wissenschaftliches Urteil ist dann richtig, wenn unter den gleichen Umständen, d. h. unter der gleichen Berücksichtigung aller möglichen Tatbestände, die man von dem

Gegenstand des Urteils erfahren kann[1], ein anderes einsichtiges Urteil über denselben Gegenstand ihm nicht widersprechen kann. Und was für jedes wissenschaftliche Urteil gilt, gilt natürlich ebenso auch für das wissenschaftliche Urteil „normal" oder „abnorm".

Aus den vorstehenden Überlegungen ergibt sich danach für die Frage eines Begriffes des psychisch Abnormen und Normalen folgendes:

1. Der Ausdruck „normal" oder „abnorm" muß sich, wenn er nicht eine leere Rede sein soll, auf Eigenschaften eines realen Wesens beziehen, sonst bedeutet er nichts, sondern erregt lediglich eine Bedeutungserwartung. — Man muß also z. B. sagen: „ein normal roter Blumentopf" oder: „ein normal geformter Blumentopf" oder, wenn man alle Eigenschaften mit einem Wort benennen will: „ein normal beschaffener Blumentopf". Die Rede von einem normalen Blumentopf ist unvollständig und bedarf der Ergänzung. Ein Blumentopf kann als solcher nicht abnorm sein, sondern nur in seiner Farbe (z. B. statt rot grün), in seiner Form (z. B. statt der gewöhnlichen, normalen Form ellipsenförmig), in seinem Material (z. B. statt aus Ton aus Marmor) usw. von der Norm der Blumentöpfe, d. h. dem Inbegriff der gewöhnlich zum Blumentopf gehörenden Eigenschaften (in dem übrigens auch gewisse Formnotwendigkeiten, Materialnotwendigkeiten usw. sich zeigen), abweichen. — Und ebenso muß man z. B. sagen: „ein normal empfindender Mensch" oder abgekürzt: „ein normal Empfindender" oder: „ein normal Wahrnehmender "oder: „ein normal Urteilender" oder: „ein normal Fühlender" usw. oder, wenn man wieder die psychischen Phänomene mit einem Wort alle zusammen benennen will: „ein psychisch normal beschaffener Mensch". Der Ausdruck „normaler Mensch" ist also in noch höherem Grade ergänzungsbedürftig wie der Ausdruck „normaler Blumentopf", da der letztere bloß physische, der Mensch aber physische und psychische Eigenschaften hat. Der Ausdruck „normaler Mensch" muß also gleichsam übersetzt werden in: „ein sowohl physisch wie auch psychisch normal beschaffener Mensch" oder: „ein körperlich und seelisch normal beschaffener Mensch", und damit ist gesagt, daß man mit dem Ausdruck „normaler Mensch" den Inbegriff der normalen körperlichen und den Inbegriff der normalen seelischen Eigenschaften der Menschen meint.

Da nun abnorme Eigenschaften eines psychischen Wesens von der Art des Menschen für das Wesen selbst, das die abnormen Eigenschaften hat, aber nicht gleichgültig sind, kann man von den abnormen Eigen-

[1] Da die Möglichkeiten der Erkenntnis dieser Tatbestände begrenzt sind, ist das Zutreffen der Urteile ebenfalls beschränkt und immer nur unvollkommen; ganz besonders natürlich im Gebiet der Psychologie. Doch darf uns die Einsicht in diese Beschränkung m. E. nicht von dem Bestreben abbringen, uns möglichst weitgehend zu bemühen, alles, was erfaßbar ist, auch wirklich heranzuziehen.

schaften eines solchen Wesens u. U. auf eine Abnormität des Wesens selbst schließen. Z. B. wenn die abnormen Eigenschaften nicht nur vorübergehend, sondern dauernd bei ihm festgestellt werden, entsteht der Verdacht, daß es sich nicht nur um abnorme körperliche oder seelische Eigenschaften eines normalen menschlichen Wesens handelt, sondern um „normale" Eigenschaften eines abnormen Wesens, d. h. also, daß die spezifisch menschliche Art des Seelenlebens hier abnorm ist.

Daß man das sagen kann, beruht darauf, daß in die Psyche des Menschen auch noch ein geistiger Faktor hineinreicht, der mit dem Kriterium „richtig—falsch" das psychische Geschehen beeinflußt. Durch einsichtiges Sich-auf-sich-selbst-einstellen wird im Menschen ein starkes Streben nach „Normalität" mittels dieses geistigen Faktors ausgelöst. Fehlt dieses „geistige" Moment, so muß man annehmen, daß der Persönlichkeitskern abnorm ist. — Dieser Gedanke liegt m. E. dem Begriff der psychopathischen Persönlichkeiten zugrunde[1], und deshalb hat Kurt Schneider Recht, wenn er von denjenigen Abnormen, welche die von ihm charakterisierten Wesenszüge haben (d. h. die unter ihrer Abnormität leiden oder (und) unter deren Abnormität die Gesellschaft leidet) sagt: sie seien Psychopathen dann, wenn sie „infolge ihrer Persönlichkeitsabnormität mehr oder weniger in jeder Lebenssituation unter allen Verhältnissen zu inneren und äußeren Konflikten kommen müssen". Der Begriff der psychopathischen Persönlichkeit enthält also ein geistiges Moment.

Der Begriff des psychisch Abnormen umfaßt demnach beim Menschen einen körperlich-leiblichen „Seins"-Bereich, in dem die Möglichkeiten des Variierens sich in engen Grenzen halten; einen seelischen Bereich des „Werdens", in dem gegenüber dem körperlich-leiblichen sehr viele Möglichkeiten des Variierens gegeben sind; und einen geistigen Bereich des „Richtigen", durch den die vielfältigen Möglichkeiten des seelischen Werdens wieder in ganz bestimmten Richtungen begrenzt werden.

2. Es gibt vier Bedeutungen des Ausdrucks „normal", je nachdem er sich auf ein seiendes (Seinsnorm) oder ein werdendes (Werdensnorm) Wesen bezieht und je nachdem die Eigenschaften des gleichen Wesens (Individualnorm) oder einer Mehrzahl von Wesen (Kollektivnorm) beurteilt werden. — Also, um es an Beispielen zu verdeutlichen: *Seinsnormen* beziehen sich auf Unabänderliches, wie es körperliche, nicht sich entwickelnde Dinge (z. B. Blumentöpfe) in gewissem Sinne

[1] Obwohl der Begriff „Persönlichkeit" von Kurt Schneider in vorsichtiger Weise viel enger definiert wird, nämlich nur als „das Ganze des Fühlens und Wertens, Strebens und Wollens", von dem die Intelligenz und „das leibliche, vitale Gefühls- und Triebleben" als zwei weitere „Seiten des individuellen seelischen Seins" ausgeschlossen werden.

sind; *Werdensnormen* beziehen sich auf sich entwickelnde Wesen (also z. B. Blumen, Tiere, Menschen). — Ein Blumentopf, der immer dieselbe Farbe hätte, hätte also zu jedem Zeitpunkt seinen normalen Farbton, seine *Individualnorm* läge ein für allemal fest. Man kann aber auch sagen, daß er in Wahrheit nicht immer den gleichen Farbton hat. Mit dem Alter verblaßt die Farbe, das Verblassen hängt außerdem von Milieuumständen ab, so daß z. B. ein hundertjähriger Blumentopf normalerweise nicht so gefärbt ist wie ein eben verfertigter. Man sieht, wie schon bei so einfachen Objekten die Individualnorm relativ kompliziert ist. Ein Mensch, dessen Hautröte nicht immer die gleiche ist, hat eine habituelle mittlere Hautfarbe: Es gibt habituell blasse und frischrote Menschen; die Blässe und die Frische ist für diese Individuen normal, sie stellt ihre Individualnorm dar. Ein habituell Blasser, der errötet, kann aber unter gewissen Umständen die gleiche Hautfarbe haben wie erblassende Frische. Man sieht, wie hier die Individualnorm bereits erheblich komplizierter ist. — Nicht alle Blumentöpfe sind gleich rot, und doch gibt es bei einer großen Menge von Blumentöpfen eine für diese Menge charakteristische Farbtönung von bestimmtem Ziegelrot, die *Kollektivnorm* für das Rot der Blumentöpfe aus bestimmten Werkstätten und schließlich für das Rot der Blumentöpfe überhaupt. Ebenso gibt es für eine Menge von Menschen, in der verschiedene Hautrötegrade vorkommen, für gewisse Gruppen blasserer und frischerer Menschen normale Hautrötegrade und schließlich auch ein für alle „Weißen" charakteristisches Rosarot, die Kollektivnorm für den Rotwert der „weißen" Menschenhaut. Aber einen einheitlichen Normwert für die normale Hautfarbe der Menschen zu bestimmen, ist bereits eine höchst schwierige Aufgabe: es gibt „Weiße", „Schwarze", „Rote" und „Gelbe". Und doch handelt es sich hier gegenüber den psychischen Eigenschaften noch um eine relativ leicht faßbare Eigenschaft!

3. Der dem Begriff der psychischen Norm zugrunde liegende Gegenstand ist ein werdendes Wesen, das nur zum Teil ein bestimmtes „Sein" hat, zum Teil in seinem unbestimmten „Werden" aber durch dies (vergangene) Sein bestimmt wird. Die Norm des Werdens wird also durch die Norm des Seins mitbestimmt. — Also: das Manifestgewordensein gewisser Anlagen, gewisse Gewohnheiten und ebenso für uns Menschen die Tatsache, daß wir von uns selbst im Laufe unseres Lebens immer mehr kennenlernen können, daß wir uns selbst verstehen können, — all das kann unsere Entwicklung als Einzelmensch wie auch die Entwicklung der Menschheit wesentlich mit beeinflussen und muß bei einer Norm des menschlichen Werdens berücksichtigt werden.

4. Mit dem Anspruch auf Richtigkeit können Eigenschaften eines realen Wesens nur dann normal oder abnorm genannt werden, wenn

ein unter den gleichen Voraussetzungen unter Berücksichtigung alles vom Gegenstand des Urteils Erfahrbaren vollzogenes, einsichtiges Urteil über den gleichen Sachverhalt unmöglich das Gegenteil besagen kann. Hiermit kommt das geistige Verbindlichkeitsmoment in den Normbegriff hinein.

Durch diese Überlegung wird es auch verständlich, wenn man statt der Frage „Ist das normal" auch zu fragen pflegt: „Ist das richtig?" Der vulgäre Sinn der Rede: „er ist nicht normal", der im Duden mit „er ist nicht ganz richtig im Kopf" übersetzt wird, und der Sinn des Wortes „normativ" das ausdrücklich im Sinne von „maßgebend, zur Richtschnur dienend" gebraucht wird, wird durch diese Überlegung geklärt. — Die Frage, wie der normale Mensch sein müsse, kann man also in diesem Sinne etwa übersetzen als die Frage nach der Vorstellung der Beschaffenheit des richtigen Menschen, das heißt als die Frage danach, wie jeder einsichtig urteilende Vernünftige unter Berücksichtigung alles dessen, was er vom Menschen weiß, sich sein Sein und sein Werdensollen vorstellen muß. — Da im Falle der psychischen Norm eine Vollständigkeit alles Erfahrbaren praktisch nicht zu erzielen ist, ergibt sich, daß das empirisch begründete einsichtige Urteil über das Sein hier praktisch schon nicht *absolut* zutreffend sein kann. Das Werdensollen hat aber, abgesehen davon, daß ihm durch seine Bezogenheit auf das nicht absolut bestimmbare Sein schon eine gewisse praktische Relativität anhaftet, auch eine grundsätzliche, theoretische Relativität an sich: nämlich die auf bestimmte durch das beurteilte Individuum gegebene Möglichkeiten. Daraus folgt, daß es eine inhaltlich festliegende allgemeinverbindliche psychische Norm nicht geben kann.

5. Mit diesen Normbegriffen und diesem Richtigkeitskriterium muß sich trotzdem im Rahmen des überhaupt Möglichen jede vorstellbare Norm mit weitgehender Eindeutigkeit festlegen lassen.

V. Der differenzierte Normbegriff.

§ 24. Kritik des Durchschnittsnormbegriffs an Hand der vorstehenden Analysen.

Fragen wir uns nach den vorangegangenen Analysen nochmals nach der Beschaffenheit des Durchschnittsnormbegriffs von Kurt Schneider und des nach Kants transzendentalem Ideal der reinen Vernunft gewonnenen Idealnormbegriffs, so finden wir folgendes:

Dem Schneiderschen Durchschnittsnormbegriff ist wie jedem realen Durchschnittsnormbegriff eine in bezug auf die Dynamik des Werdens des psychischen Wesens unangemessene Unvollständigkeit eigen, indem nur das bestimmbare Sein des Gegenstandes, das heißt aber beim psychischen Wesen, genau genommen, nur das überblickbare vergangene psychische Sein, vorstellbarer Inhalt dieses Begriffes sein kann.

Der Gegenstand dieses Begriffes, die ,,nicht näher bestimmbare Durchschnittsbreite menschlicher Persönlichkeiten", muß als eine Menge von menschlichen Persönlichkeiten verstanden werden, die nur dann etwas Reales ist, wenn ihr einzelne reale menschliche Persönlichkeiten zugrunde gelegt werden. Für das einzelne psychische Wesen, auf das damit der Inhalt des Durchschnittsnormbegriffs auch wieder bezogen werden muß, besagt das also, daß dieses als Teil einer Menge von gleichartigen psychischen Wesen, die es als selbständige menschliche Persönlichkeiten neben sich anerkennt, aufgefaßt werden muß.

Die Eigenschaften des einzelnen psychischen Wesens von der Art der menschlichen Persönlichkeit, auf die sich der Ausdruck ,,normal" dabei bezieht, werden also mit gleichartigen Eigenschaften einer Menge anderer gleichartiger psychischer Wesen verglichen. Diese Menge besteht also aus lauter ebensolchen menschlichen Persönlichkeiten wie das Wesen, zu welchem die auf ihre Normalität zu beurteilende Eigenschaft gehört. Es handelt sich damit also um einen kollektiven Seinsnormbegriff, der aus der Bestimmung einer Menge von individuellen Seinsnormen gewonnen werden muß.

Der Urteilende, welcher als realer Kern der Aussage anzunehmen ist, ist also als ein solcher vorzustellen, der nach der Bestimmung einer gewissen Menge von individuellen Seinsnormen deren Durchschnitt bestimmt und dann den ermittelten Durchschnittswert mit der individuellen Seinsnorm des Ausgangsfalles vergleicht, wenn die Aussage ,,normal" oder ,,abnorm" Anspruch auf Richtigkeit erheben will. Den Urteilenden als einen solchen zu verstehen, dem ,,eine nicht näher bestimmbare Durchschnittsbreite menschlicher Persönlichkeiten" als Norm vorschwebt, geht für wissenschaftliche Zwecke nicht an, da in dieser Weise eine eindeutige und mit dem Anspruch auf Richtigkeit vollziehbare Aussage nicht möglich ist.

§ 25. Die Unhaltbarkeit einer Massennorm.

Nach diesen Überlegungen gelingt es leicht, die Unhaltbarkeit eines psychischen ,,Massennormbegriffs" aufzudecken. Sie beruht auf der verkehrten Übertragung eines kollektiven Seinsnormbegriffs auf individuelle Werdensnormen. Dadurch, daß das psychische Wesen in seinem Werden durch sein Gewesensein mitbestimmt wird, kann der kollektive Seinsnormbegriff unwissentlich auch als Werdensnormbegriff genommen werden, wenn man sich nicht über die Eigenart dieses Normbegriffs Rechenschaft abgelegt hat. Die durchschnittliche Beschaffenheit einer Menge von menschlichen Persönlichkeiten wird dann als Richtungsnorm für die Entwicklung jeder einzelnen Persönlichkeit angesehen. Und es resultiert daraus jene Tendenz zum Massen- (oder „Kollektiv"-) Menschen, die die Ausprägung der individuellen Eigenart verhindert. — Diese falsche Tendenz beruht also auf einer mißverständlichen und ungerechtfertigten Übernahme eines kollektiven Seinsnormbegriffes auf die Norm des individuellen wie auch des kollektiven Werdens und wird hervorgerufen durch die der menschlichen Psyche unangemessene Unvollständigkeit des (als kollektiven Seinsnormbegriff zu verstehenden) Durchschnittsnormbegriffes, welcher das Werden des psychischen Wesens gar nicht berücksichtigt, und der dennoch, durch das blinde Streben, diese Unvollständigkeit auszufüllen, als vollständiger, für das Werden gültiger Normbegriff genommen wird.

Es zeigt sich hier auch, wie wichtig es ist, daß der Normwert anschaulich-individuell gegeben ist. Denn die Durchschnittsnorm kann für die Ausrichtung des Einzelnen deshalb nicht wirklich tatsächlich positiv wirksam sein, weil sie nicht anschaulich in irgendeinem Einzelfall gegeben ist.

Diese Möglichkeit, daß es im Einzelfall nicht so sein braucht, wie es nach den Häufigkeitserwartungen für die große Masse anzunehmen ist, gibt jedem Einzelnen einen realen Spielraum für seine eigenen Entwicklungstendenzen. Kein Einzelner will nämlich im Grunde *so* sein, wie er „wahrscheinlich" ist, oder: wie er nach den statistischen Erwartungen sein kann; sondern er will *so* sein, wie er glaubt, sein zu *sollen*, das heißt, er will kein Massenmensch, sondern ein Einzelmensch sein.

Es ist nun bemerkenswert, daß durch dies Phänomen auch der tatsächliche Durchschnittsnormwert beeinflußt wird: er ändert sich nämlich dadurch mit der Zeit. Diese Veränderung ist abhängig von den Idealbildungen, denen die meisten nachstreben. Es würde also notwendig sein, die Idealnormen oder Wertnormen zu kennen, denen die meisten nachstreben, wenn man wissen will, welche Veränderungen der Durchschnittsnorm man zu erwarten haben wird; das heißt, es müßte die kollektive Werdensnorm, welche zu der kollektiven Seinsnorm (dem durch Auszählung ermittelbaren Durchschnittswert) gehört, ermittelt werden. Diese kollektive Werdensnorm hängt ab von geschichtlichen, oder genauer wohl: kulturgeschichtlichen Faktoren. Was „man" für gut hält, so kann man wohl sagen, hängt in vielem ab von dem, was für gut gehalten worden ist; sei es nun, dies, was für gut gehalten worden ist, wird dabei übernommen oder es wird abgelehnt.

Für dieses Übernehmen und Ablehnen gibt es nun zwar gewisse Gesetze, denen die Massenmeinung als solche folgt. Wie weit die Bequemlichkeit, beim Alten zu bleiben, wie weit die Abwechslungssucht dabei eine Rolle spielt, muß untersucht werden. Aber den Ausschlag für die Veränderung des Normwertes geben nicht diese Faktoren, sondern gibt die eigene Stellungnahme des Einzelnen. Und zwar aus folgenden Gründen:

Jeder wird, wie ja gesagt, als Einzelner auf jeden Fall bestrebt sein, nicht den „Massenmeinungen", Massenidealen, Massennormen sich zu unterwerfen, das heißt er wird ein „selbständiger" Einzelner sein wollen. Dies instinktive Andersseinwollen als die Masse kann sich jedoch einerseits in einer blinden Opposition gegen die herrschenden Zeitideale äußern und damit also auch wieder der massenpsychologischen Gesetzmäßigkeit unterworfen sein. Es kann aber auch aus anderer Quelle hervorgehen. Und dies ist der Fall, wenn der Einzelne sich die Frage nach der Geltung der herrschenden Zeitnorm ganz unvoreingenommen zu stellen versucht, wenn er sich von seinen instinktiven Reaktionen auf die Masse, den Durchschnitt, löst, wenn er versucht, eine psychologische Distanz zu dieser Wertfrage zu gewinnen, wenn er sich sagt: Es könnte doch auch sein, daß die Durchschnittsideale richtig sind!

Diese zweite Art des Abweichens vom Durchschnittsideal ist etwas qualitativ ganz anderes, als das Anderssein- und Ändern-wollen um jeden Preis, das im Grunde nur ein Massen- oder Durchschnittsphänomen (wie die Sucht nach dem „Neuesten") ist, und welches durch das ebenso fanatische blinde Halten zum Zeitideal von einer anderen Gruppe der Durchschnittsmenschen (den „Reaktionären") immer wieder wettgemacht und sozusagen damit annulliert wird. Diese zweite Art der Infragestellung der Durchschnittsnorm kann aus Massenkräften selbst nicht wettgemacht und annulliert werden. Sie allein beeinflußt die Veränderung der Durchschnittsnorm; das heißt, der Prozeß der kollektiven Werdensnorm geht von Einzelnen aus, und zwar von *den* Einzelnen, die sich die Frage stellen: Ist die Idealnorm der Masse wirklich richtig *und* ist die Entwicklungsrichtung, welche ich als Einzelner davon abweichend für mich feststellen muß, richtig; das heißt, gibt es eine Norm, die sowohl für mich als Einzelnen wie auch für die Masse des Durchschnitts maßgebend sein kann.

Und wer sich diese Frage stellt, der findet, daß es wieder Erlebnisse *individueller* Erfahrung sind, aus denen eine solche Norm, die uns alle bindet, gewonnen wird. Solche Erlebnisse zeigen uns z. B. ganz unmittelbar ein normales („richtiges") Fühlen, Denken und Handeln. Wenn z. B. einer Freude an etwas empfinden würde, dessen Schlechtigkeit er eingesehen hat, so würde er selbst das als nicht richtig empfinden, weil jeder normale Mensch das Schlechte verabscheut. Wenn also die Freude Beweggrund für ein Erstreben des Schlechten um seiner selbst willen ist, so ist diese Freude abnorm und nicht richtig. Das sieht jeder ein, der einmal eine richtige Freude empfunden hat.

Wenn das Schlechte auch aus anderen komplizierteren Erwägungen erstrebt werden kann, so daß es unter gewissen Umständen auch ein „richtiges" Erstreben des Schlechten geben kann, so wird dabei doch nie das Schlechte um seiner selbst willen erstrebt, wenn nicht abnorme Verhältnisse vorliegen.

Es ist also zweifellos so, daß man von richtigen oder normalen psychischen Phänomenen sprechen kann, ohne eine Durchschnittsnorm im Sinne der Häufigkeit zugrunde legen zu müssen. Wir wissen, daß jeder, der richtig, und das heißt normal fühlt, z. B. einer Menschen- oder Tierquälerei gegenüber Empörung und einer edlen Liebestat gegenüber Verehrung empfindet; daß jeder, der bei einem Irrtum, wenn er ihn einsieht, dennoch beharrt, nicht richtig, sondern abnorm denkt usw. Die Häufigkeitsfrage ist dabei ganz unwesentlich.

Diese Norm des Richtigen, welche sowohl die Entwicklung des Individuums als auch des Kollektivs bestimmt, wird also nicht von außen an uns herangetragen, sondern sie ist in uns als Einzelnen empirisch zu finden. Es gilt bloß, sie aus unseren inneren Bewußtseinsvorgängen zu gewinnen. Ohne daß ich nicht aus einem richtigen Urteil den Begriff der Richtigkeit erkenne, ohne daß ich nicht aus einem richtigen Gefühl seine Richtigkeit erfasse, kann ich keine Ahnung von der wirklichen Richtigkeit oder der Norm haben. Aber die Begriffe, die ich aus den Erlebnissen meiner inneren individuellen Bewußtseinsvorgänge erkenne, sind ja allgemeine Begriffe, sie gelten nicht bloß für mich, sondern genau so für die anderen. Diese Tatsache zeigt, daß das Kriterium für das, was wirklich psychisch normal und richtig ist, in mir selbst liegt, also im einzelnen Individuum, trotz seiner allgemeinen Geltung.

Und es ist auch wichtig, daß dies Normbewußtsein viel unmittelbarer gegeben ist als das „wissenschaftliche Durchschnittsnormbewußtsein", bei dem ein wertfreier Durchschnitt „objektiv" vorschwebt. Wir können ganz naiv mit diesem unmittelbaren Normbewußtsein das Richtige treffen und treffen es auch meistens, während wir den Häufigkeitswert nur durch den seltensten bloßen Zufall treffen würden. Das psychisch Normale, das für uns richtunggebend sein kann, ist also niemals deshalb für uns richtunggebend, weil es am häufigsten vorkommt; ebenso wie das Richtige ganz allgemein nicht deshalb richtig ist, weil es das Häufigste wäre. Eine psychische Massennorm ist daher als solche unmöglich, wenn sie nicht vom Einzelnen aus gewonnen wird. Der psychische Durchschnitts- oder Kollektiv-Normbegriff muß auf den Individualnormbegriff bezogen werden.

§ 26. Kritik des Idealnormbegriffs.

Der Idealnormbegriff berücksichtigt die Dynamik des Werdens, ist aber dadurch, daß er sie nicht aus der Seinsnorm sondern aus einem allgemeinen Begriff, der Idee des vollkommensten Wesens, entwickelt, den realen Möglichkeiten des einzelnen psychischen Wesens so unangemessen, daß sich daraus die Unmöglichkeit ergibt, das Entwicklungsziel dieses Idealnormbegriffs zu erreichen. Dieser Normbegriff ist gewissermaßen ebenso unvollständig wie der Durchschnittsnormbegriff, nur daß ihm der Teil fehlt, den jener enthält.

Sein Anspruch auf Richtigkeit scheitert daran, daß ein einsichtig Urteilender nur möglich ist, wenn er die Werdensnorm aus der Seinsnorm entwickelt, da er sich sonst nicht auf Reales sondern nur auf Irreales bezieht, das nicht Gegenstand eines anerkennenden einsichtigen Urteils sein kann.

Versucht man, den vorstellbaren Kern dieses Idealnormbegriffes zu erfassen, so zeigt sich, daß das unbestimmte Ganze des individuellen psychischen Wesens der Gegenstand des Urteilsinhaltes ist, auf den die Eigenschaften, deren Normalität zur Debatte steht, bezogen werden. Würde zu diesem Zwecke eine Individualnorm bestimmt werden, indem eine habituelle Ausprägung einer betreffenden Eigenschaft des Einzelwesens festgestellt wird, so müßte gegenüber der irrealen Idealnorm diese bestimmte reale Individualnorm stets als abnorm bezeichnet werden. Ihre Bestimmung ist also für diese Art der Idealnorm im Grunde ganz unwesentlich, ebenso wie eine Bestimmung der Ausprägung derselben Eigenschaft bei anderen gleichartigen psychischen Wesen völlig belanglos erscheinen muß. Auf diese Weise geht hier die individuelle wie die kollektive Seinsnorm verloren.

Wie beim Durchschnittsnormbegriff die Individualnorm nicht zur Beachtung kam, so kommt hier die Kollektivnorm nicht in das Gesichtsfeld. Dieser Normbegriff ist demnach ein individueller Werdensnormbegriff.

Überlegt man also genauer, auf welche Weise das psychische Wesen beim Idealnormbegriff Gegenstand des Urteilsinhalts ist, so zeigt sich, daß es wohl in seiner Ganzheit intendiert, aber mit einem solchen Übergewicht zu dem irrealen Teil des Noch-nicht-Gewordenen, nur Möglichen gemeint ist, daß über seine Realität nur mit dem Anspruch auf Richtigkeit gesagt werden kann, sie sei nicht unmöglich, aber nicht, sie sei. — Damit aber bekommt dieser Normbegriff wissenschaftlich etwas so Unverbindliches und Labiles, daß ihm die für eine wissenschaftliche Verwendung notwendige Verbindlichkeit ebenfalls verloren geht.

§ 27. Der differenzierte Normbegriff.

Blicken wir nun angesichts dieser Mängel des Durchschnittsnormbegriffes und des Idealnormbegriffes auf unsere sprachkritischen

Analysen zurück, so ergeben sich Möglichkeiten zu deren Beseitigung.

Dadurch, daß das psychische Wesen, welches der reale Urteilsinhalt der Aussage ist, auf das sich also die als normal oder abnorm zu bezeichnenden Eigenschaften beziehen, dadurch, daß dies psychische Wesen als das genommen wird, was es ist: ein sich entwickelndes, werdendes Wesen, das z. T. (als Gewesenes) bestimmbar ist und z. T. (als Werdendes) unbestimmt, aber durch das Gewesene mitbestimmt ist, ergibt sich, daß die Ermittlung einer habituellen Eigenschaftsausprägung in der Art des individuellen Seinsnormbegriffes unvollständig ist und der Ergänzung bedarf in Hinblick auf die Möglichkeiten der weiteren Entwicklung dieser Eigenschaft.

Über diese lassen sich auf Grund der Kenntnis der bisherigen Ausprägung der Eigenschaft gewisse Wahrscheinlichkeitsaussagen machen, so daß die Vagheit des nur Möglichen damit schon zu einem gewissen Grade behoben ist; in manchen Fällen dürfte sogar die Aussage der Unmöglichkeit die vage Möglichkeit ganz aufheben können: z. B. in dem Falle einer zeitlich unbegrenzten Entwicklungsfähigkeit eines menschlichen seelischen Wesens, welche unmöglich ist.

Es lassen sich also auf Grund der Kenntnis der bisherigen tatsächlichen Entwicklung Wahrscheinlichkeitsschlüsse auf die weitere Entwicklung der Eigenarten eines realen psychischen Wesens, wie es eine menschliche Persönlichkeit ist, ziehen; die Wahrscheinlichkeit wird größer, je mehr von der tatsächlichen Entwicklung überblickbar ist, und kann in manchen Fällen die Nähe der Sicherheit erreichen. — Dies ist möglich dadurch, daß die Werdensnorm und die Seinsnorm aufeinander bezogen werden können.

Da die Realität eines Kollektivs durch die seiner Teile begründet ist, ergibt sich daraus auch, daß eine kollektive Werdensnorm vorstellbar ist, wenn sie auf einer kollektiven Seinsnorm sich gründet, bei der, wie wir gesehen hatten, das einzelne Wesen seine Charakterisierung des Normalen nicht nur aus *seiner* habituellen Individualnorm, sondern aus einer Menge von habituellen Individualnormen ebensolcher Wesen empfängt.

Die kollektive Werdensnorm würde also die Entwicklungsmöglichkeiten des einzelnen Wesens im Hinblick auf eine Menge ebensolcher Wesen bestimmen und die Vagheit der Möglichkeiten der Entwicklung des einzelnen psychischen Wesens noch weiter einengen durch die Berücksichtigung einer Menge verschiedener Einzelentwicklungen, die auf jede Einzelentwicklung einer menschlichen Persönlichkeit mitbestimmend einwirken. Das heißt mit anderen einfacheren Worten: Der Mensch lebt nicht alleine, im Hinblick auf sich selbst, sondern mit anderen, im Hinblick auf diese. Der Verlauf seiner Entwicklung bekommt durch diesen Umstand ein viel bestimmteres Gepräge, als wenn der Mensch sich beziehungslos nur als Einzelner entwickeln würde.

Es zeigt sich also, daß durch das Zurückgehen auf das reale individuelle psychische Wesen, auf die einzelne menschliche Persönlichkeit als den vorstellbaren Inhalt des Urteilsgegenstandes ein einheitlicher Normbegriff möglich ist; trotz der verschiedenen Bestimmungen von Seins- und Werdensnorm, von Individual- und Kollektivnorm wird die Einheit des Normbegriffs durch die des sich entwickelnden psychischen Wesens garantiert, und der Anspruch auf Richtigkeit wird durch die Vorstellung eines Urteilenden begründet, der den Sachverhalt, welcher sich auf den Urteilsgegenstand, das sich entwickelnde psychische Wesen von der Art der menschlichen Persönlichkeit, bezieht, einsichtig beurteilt.

Dieser differenzierte Normbegriff besagt also, daß mit dem berechtigten Anspruch auf Richtigkeit die „notwendige" und wahrscheinlich auch mögliche Entwicklungsrichtung einer menschlichen Persönlichkeit bezüglich gewisser Eigenschaften bestimmbar ist, wenn die tatsächlich feststellbaren Ermittlungen der individuellen und kollektiven Seinsnorm zugrunde gelegt werden, und daß, je weiter die Kenntnis des tatsächlich Feststellbaren dabei reicht, desto größer der Anspruch auf Richtigkeit ist.

§ 28. Verdeutlichung und weitere Klärung des differenzierten Normbegriffs an Hand des Beispiels der menschlichen Intelligenz.

An dem Beispiel der Frage nach der normalen menschlichen Intelligenz (vorausgesetzt, die Intelligenz[1] sei eine einheitliche Eigenschaft! in Wirklichkeit bedarf die Intelligenz auch noch der Analyse) mag dies noch weiter verdeutlicht und geklärt werden. — Die Frage würde also nach dem Vorstehenden bedeuten, ob ein einsichtig Urteilender vorstellbar ist, der einen bestimmten Intelligenzgrad einer bestimmten menschlichen Persönlichkeit als normal im Sinne von richtig und notwendig anerkennen kann.

Dies setzt voraus, daß zunächst das tatsächliche Maß der Intelligenz der betreffenden bezüglich der Normalität ihrer Intelligenz zu beurteilenden Persönlichkeit festgestellt wird und zugleich ermittelt wird, wie sie sich bisher entwickelt hat. Daraus würde man erschließen können, wie sich bei unbeeinflußter spontaner Entwicklung die Intelligenz wahrscheinlich weiterentwickeln würde.

---

[1] Der hier gemeinte Intelligenzbegriff ist übrigens weiter als der in der Psychologie und Psychopathologie gewöhnlich gebrauchte Intelligenzbegriff, der vielmehr meist nur auf eine einseitige Begabung für verstandesmäßige Leistungen geht. Demgegenüber wird hier unter Intelligenz mehr auch die „Vernunft" als nur der „Verstand" mit inbegriffen.

In der Entwicklung des einzelnen Wesens wird dabei eine gewisse Gesetzmäßigkeit aufzufinden sein, wenn der Teil, welcher der Erfassung zugänglich ist, ermittelt worden ist. So wird man z. B. (womöglich neben der Art von speziellen Begabungsrichtungen) eine mehr kontinuierlich-regelmäßige oder eine mehr diskontinuierliche unregelmäßig-schubweise habituelle Entwicklung eines einzelnen Wesens feststellen können und danach eine gewisse durchschnittliche Erwartung für die weitere Entwicklung annehmen dürfen. Z. B. wird man auch finden, daß mit zunehmendem Lebensalter die Entwicklung langsamer zu werden beginnt.

Die einzelne menschliche Persönlichkeit, d. h. das einzelne intelligente menschliche Wesen lebt nun aber nicht allein, sondern als Teil eines Kollektivs im Hinblick auf die anderen realen selbständigen Mitglieder dieses Kollektivs. Das heißt, seine Entwicklung bleibt nicht unbeeinflußt, sondern vollzieht sich in Auseinandersetzung mit den anderen. Und zwar werden für die Weiterentwicklung der Intelligenz jene von den anderen wirksam sein, die intelligenter sind als die betreffende Persönlichkeit, deren Intelligenz bezüglich ihrer Normalität in Frage steht. Dies gilt auch für spezielle Arten einseitiger Intelligenz, also für bestimmte Begabungsrichtungen, die der allgemeinen Intelligenz ein besonderes Gepräge geben können: auch hier wirken fördernd für die Entwicklung des Einzelnen jene Gleichgearteten aus seiner entsprechenden Umgebung, die es weiter gebracht haben als er. Aus der Umwelt eines Steineklopfers wird z. B. auf diese Weise im allgemeinen weniger starker Anreiz zur intellektuellen Weiterentwicklung hervorgehen als aus der Umwelt eines Mathematikstudenten.

Es ist durchaus möglich, diese Beziehung zum Kollektiv zu präzisieren durch die Feststellung des mittleren Intelligenzgrades der betreffenden Kollektive, in denen das zu beurteilende Wesen lebt. Man wird sich eine Vorstellung bilden können des für das Kollektiv charakteristischen Intelligenzgrades, die sich richten wird nach dem ermittelbaren Durchschnitt aus den Intelligenzgraden der Menge der einzelnen Teile des Kollektivs. So wird man feststellen können, daß der charakteristische Intelligenzgrad der Steineklopfer geringer ist als der charakteristische Intelligenzgrad der Gelehrten und danach für einen normalen Angehörigen des betreffenden Kollektivs von Steineklopfern oder von Gelehrten einen normalen Intelligenzgrad angeben können. Dieser kann aber weder für diejenigen Teile, auf welche er genauer zutrifft — und das sind die meisten! — noch für die, welche einen höheren Intelligenzgrad haben, einen Anreiz zur individuellen Weiterentwicklung enthalten, sondern nur für die relativ kleine Anzahl von Teilen, deren Intelligenz unter diesem Durchschnittsgrad liegt.

Der Durchschnittswert des Kollektivs hat also bloß heuristische Bedeutung. Für das einzelne Wesen ist nicht er maßgebend, sondern eine Variationsbreite, deren Minimum gegeben ist durch die Unmöglichkeit der Vorstellung einer minderen Ausprägung der betreffenden Eigenschaft bei einem Individuum, das Teil des Kollektivs ist; z. B. ist die Vorstellung eines Steineklopfers, dessen Intelligenz nicht ausreicht, Steine von Erdklumpen zu unterscheiden, unmöglich einsichtig zu bejahen. Das Maximum hingegen bezieht sich nicht auf die Vorstellung des Individuums als Teil des Kollektivs, sondern ist durch die Vorstellung der Entwicklung des Individuums als Einzelwesen, durch die allein ihm selbst wahrscheinlich mögliche Intelligenzausprägung gegeben.

Der Vergleich mit dem am häufigsten gefundenen Intelligenzgrad in einem Kollektiv genügt also noch nicht, um festzustellen, ob die einzelne zu beurteilende Persönlichkeit normal intelligent ist. Es könnte z. B. sehr gut sein, daß sich bei einer überdurchschnittlichen Intelligenz, die sich bislang kontinuierlich entwickelt hat, plötzlich eine Verminderung des Intelligenzgrades zeigt, der aber immer noch überdurchschnittlich bleibt. Diese letztere in bezug auf das Kollektiv immer noch überdurchschnittliche Intelligenz wäre nicht normal für das Individuum, zu dem sie gehört.

Die auf das Einzelwesen bezügliche reale Kollektivnorm geht also nicht vom Durchschnitt, sondern von realen anderen Einzelwesen aus. — Man beachte auch, daß diese Beziehung zwischen den Einzelnen und dem Kollektiv den Durchschnittswert beeinflußt: er wächst mit der Entwicklung der einzelnen Teile des Kollektivs auch zu höheren Werten. Und weiter: daß jeder Einzelne nicht nur auf ein einziges Kollektiv bezogen ist, sondern daß jede „Umwelt" ein verwickeltes System von Kollektiven ist; so können z. B. ein Steineklopfer und ein Mathematiker beide zum Kollektiv der Schrebergärtner, der Kinobesucher, einer bestimmten Glaubensgemeinschaft u. a. m. gehören, und ihre individuelle Intelligenzentwicklung wird dann auch durch diese Kollektive mitgeformt. Doch wollen wir von diesen in Wirklichkeit also sehr komplizierten Verhältnissen im folgenden absehen. —

All das vollzieht sich bei einem blind, das heißt seiner selbst nicht bewußt sich entwickelnden psychischen Wesen, dessen Werdensnorm also aus den Faktoren der Individual- und Kollektivnorm gewonnen werden muß. Die Feststellung der Durchschnittsnorm des Kollektivs hat dabei nur heuristischen Wert. Für die Werdensnorm läßt sich das Minimum festlegen durch die Vorstellung eines einsichtig Urteilenden, der unmöglich einen geringeren Intelligenzgrad als „normal" anerkennen kann, wenn er das Individuum als Teil eines Kollektivs anerkennt.

Das Maximum ist durch die Vorstellung eines einsichtig Urteilenden, der den dem betreffenden Individuum als solchem wahrscheinlich möglichen Intelligenzgrad anerkennt, gegeben. Aus diesen beiden Werten läßt sich eine Entwicklungsrichtung bestimmen, deren Ausgangspunkt als notwendig, deren Ziel als wahrscheinlich mit dem Anspruch auf Richtigkeit bestimmt werden kann[1].

Der normale Intelligenzgrad eines blind sich entwickelnden menschlichen Wesens würde also somit als derjenige zu bezeichnen sein, auf welchen die Richtung seiner blinden Intelligenzentwicklung hinlaufen muß. Das heißt aber, es ist der Wert, den ein in einsichtiger Weise den betreffenden Menschen und seine Entwicklung Beurteilender unmöglich verneinen kann. Dieser Wert muß größer sein als der, den er als Angehöriger eines Kollektivs notwendig haben muß, und auch größer als der, den er bei einer bestimmten Feststellung seines Intelligenzgrades in einem bestimmten Entwicklungsstadium hatte, aber kleiner als der dem Individuum überhaupt mögliche Intelligenzgrad; denn ein blind sich entwickelnder Mensch kann nicht mit der gleichen Wahrscheinlichkeit denselben Intelligenzgrad erreichen, welchen er in einer seiner selbst bewußten Entwicklung erreichen kann (s. u.). Man kann daher diesen Intelligenzgrad als den definieren, den ein ihn in einsichtiger Weise Beurteilender als für ihn richtig und notwendig bezeichnen würde, vorausgesetzt, seine Entwicklung ginge in blinder Weise vor sich.

Diesen Wert können wir auch als *psychischen Kollektivnormbegriff im eigentlichen Sinne* bezeichnen. Er betrifft einen im Hinblick auf ein Kollektiv blind sich entwickelnden Menschen.

Die Wahrscheinlichkeit, den höchsten dem Individuum überhaupt möglichen Intelligenzgrad zu erreichen, ist größer, wenn das Individuum durch die als menschliche Persönlichkeit ihm mögliche einsichtige, seiner selbst bewußte Stellungnahme zu seiner Intelligenz deren Entwicklung von sich selbst aus noch beeinflußt. Die Art dieser Beeinflussung ist bereits festgelegt durch die Vorstellung des richtigen Intelligenzgrades aus der Kollektivnorm, welche auf den einsichtig anerkennend Urteilenden zurückgeht. Sie kann also unmöglich für diesen Intelligenzgrad verneinend sein, sondern nur indifferent oder bejahend, wenn sie nicht falsch sein soll. Ein bewußt seine eigene Intelligenzentwicklung Ablehnender ist also deshalb abnorm, weil seine blinde Intelligenzentwicklung mit dem Anspruch auf Richtigkeit anerkannt werden muß. Ein bewußt indifferent Bleibender kommt einem blinden Wesen gleich. Nur ein die Intelligenzentwicklung Anerkennender ist ein normales, seiner selbst bewußtes, intelligentes psychisches

[1] Vgl. hierzu und zum folgenden die tabellarische Übersicht über die Differenzen des psychischen Normbegriffes, S. 145.

Wesen. Ein bewußt die Intelligenzentwicklung Anerkennender wird aber danach streben, den größten ihm möglichen Intelligenzgrad zu erreichen, und eine Menge von Möglichkeiten dazu bewußt ergreifen, die er bei blinder Entwicklung oder bewußter Indifferenz womöglich außer Acht gelassen hätte. Hier findet das Eingreifen des geistigen Moments in die seelische Entwicklung statt, deren Richtung zwar durch den blinden Prozeß in gewissem Sinne bestimmt ist, aber die zu ihrer „Vollendung" doch dieses Eingreifen des Geistigen nicht entbehren kann. Einseitigkeiten des Entwicklungsprozesses, die z. B. durch gewisse Spezialbegabungen bei blinder Entwicklung entstehen, werden hier durch Ausgleich und selbsttätige Richtigstellung vom „Geistigen" her „normalisiert".

Ein zu sich selbst und seinen Eigenschaften bewußt stellungnehmender Mensch kann aber nur dann als richtig Stellungnehmender beurteilt werden, wenn er auf Reales bezogen ist, das heißt wenn er das durch ihn realisierbare Mögliche bejaht, das heißt, wenn er einen Intelligenzgrad bejaht, der im Bereich seiner eigenen Möglichkeiten liegt und welchen er aus seiner Kollektivnorm erschließen muß. Z. B.: Wenn ein Steineklopfer bewußt danach strebt, den Intelligenzgrad eines Mathematikprofessors zu erreichen, so strebt er nach einem Intelligenzgrad, der (ganz abgesehen davon, daß er noch eine gewisse Spezialbegabung voraussetzt, die zum Steineklopfer nicht notwendig ist) außerhalb des Bereichs seiner wahrscheinlichen Möglichkeiten liegt. Sein Streben ist nicht richtig, oder: kein einsichtig Urteilender wird einen Steineklopfer, der nach dem Intelligenzgrad eines Mathematikers strebt, als normal bezeichnen, weil der Intelligenzgrad eines Mathematikers außerhalb des Wahrscheinlichkeitsbereichs der Intelligenzgrade von Steineklopfern liegt. Daß ein gleicher Intelligenzgrad bei einem Mathematiker und einem Steineklopfer festgestellt werden kann, wird damit nicht für unmöglich erklärt, wohl aber, daß diese beiden gleich Intelligenten als Angehörige verschiedener Kollektive denselben Intelligenzgrad erreichen können. Der Steineklopfer kann nur einen minder großen erreichen wie der Mathematiker, weil ihm in seinem Kollektiv weniger Möglichkeiten zur Weiterentwicklung der Intelligenz erreichbar sind. Erreicht er ihn doch, so ist das in bezug auf das Kollektiv der Steineklopfer unwahrscheinlich, er ist dann kein „richtiger" Steineklopfer, er ist nicht normal in dieser Hinsicht, weil er das Maximum der berechtigten Erwartung in Beziehung auf sein engeres Kollektiv überschreitet, er ist ein Genie.

Die obere normale Grenze der Intelligenz einer menschlichen Persönlichkeit läßt sich also ebenfalls definieren, und zwar aus der Begrenzung, die die Möglichkeit, welche die individuelle Werdensnorm darstellt, durch die Wahrscheinlichkeit erfährt, welche durch die Kollektivnorm gegeben ist. *Diese*, die begrenzte individuelle Möglichkeit, kann mit dem Anspruch auf Richtigkeit Inhalt der Aussage eines einsichtig anerkennend Urteilenden sein, der die intelligente menschliche Persönlichkeit in ihren ganzen lebendigen Bezügen vorstellt. Unmöglich kann jedoch Inhalt der Aussage eines einsichtig anerkennenden Urteilenden eine durch die Wahrscheinlichkeiten der Kollektivnorm nicht begrenzte individuelle Möglichkeit sein, da es eine menschliche Persönlichkeit, welche nicht Teil eines Kollektivs wäre, nicht gibt.

Die untere Grenze der normalen Intelligenz war die kollektive Seinsnorm, erweitert durch die individuelle Seinsnorm; die obere Grenze ist die individuelle Werdensnorm, begrenzt durch die kollektive Werdensnorm. Die an der unteren Grenze der normalen Intelligenz orientierte Norm hatten wir die psychische Kollektivnorm im eigentlichen Sinne genannt; die an der oberen Grenze der normalen Intelligenz des Individuums orientierte Norm nennen wir die *psychische Individualnorm im eigentlichen Sinne*[1].

Zwischen jenem Mindestmaß, das festgestellt werden muß, und diesem Höchstmaß, was festgestellt werden kann, liegt die normale Intelligenz einer menschlichen Persönlichkeit, die sich ihrer menschlichen Natur entsprechend sowohl im Hinblick auf die anderen Menschen, mit denen sie lebt, als auch im Hinblick auf sich selbst entwickelt. Die Richtung der Entwicklung muß dabei immer zum Maximum hin orientiert sein.

Es dürfte danach auch einleuchten, warum der allein nach der Kollektivnorm orientierte Mensch minder intelligent sein muß als der richtig, nämlich nach der Individualnorm orientierte Mensch, und daß also eine nur nach der Kollektivnorm orientierte menschliche Persönlichkeit keine normale, das heißt richtige menschliche Persönlichkeit ist, weil eine normale menschliche Persönlichkeit nur als eine solche Inhalt eines einsichtigen anerkennenden Urteils sein kann, der neben der kollektiven auch eine individuelle Orientierung zukommt. —

Man vergleiche hierzu das Phänomen, daß als Massenmensch auch jeder Einzelne dümmer ist, als er als Einzelmensch ist. So kommt es, daß der Schwachsinnige in der Masse dem Intelligenten viel ähnlicher wird, und umgekehrt, daß der Intelligente in der Masse verdummt. Und so ist es auch zu verstehen, daß die Instinkte der Schwachsinnigen eine Intelligenz vortäuschen können, die in Wahrheit gar nicht vorhanden ist, wenn sie instinktbedingt im Augenblick zweckmäßiger handeln als der die Instinkte durch die vorausschauende Intelligenz hemmende geistige Mensch. —

Die Norm nun, welche wir die psychische Individualnorm im eigent-

[1] Vgl. die tabellarische Übersicht S. 145.

lichen Sinne genannt haben, kann Inhalt eines anerkennenden einsichtigen Urteils sein, ohne der Vorstellung einer sowohl kollektiv wie individuell orientierten menschlichen Persönlichkeit zu widersprechen, denn sie war ja definiert durch die Begrenzung des individuell möglichen durch den kollektiv wahrscheinlichen Intelligenzwert.

Der eigentliche Individualnormwert ist also der Wert, welcher den normalen Intelligenzgrad einer menschlichen Persönlichkeit bestimmt. Auf ihn hin muß die Intelligenzentwicklung laufen, um normal genannt werden zu können.

Wenn dieser Individualnormwert auch nicht mit derselben Präzision wie ein gegebener realer Wert bestimmt werden kann, so ergibt sich doch, weil er nicht nur möglich sondern auch wahrscheinlich ist, daß seine Annahme berechtigten Anspruch auf Realisierung durch das Individuum, zu dem er gehört, erheben kann und daß ihm, gegenüber einem allen irgendwie vorschwebenden Durchschnittsnormwert einer nicht näher bestimmbaren Durchschnittsbreite, wie auch gegenüber einem grundsätzlich unerreichbaren Idealnormwert eine relativ klare und weitgehende Eindeutigkeit zukommt.

VI. Das Differente des differenzierten Normbegriffs.

§ 29. Das Differente des differenzierten Normbegriffs.

Daß der nach der sprachkritischen Methode gewonnene differenzierte Normbegriff den Anspruch erheben kann, daß der Gegenstand des Urteils, die beurteilte menschliche Persönlichkeit, ihn erfüllen soll, kommt daher, daß der menschlichen Persönlichkeit die gleiche Fähigkeit einsichtigen Urteilsvermögens zukommt wie dem Urteilenden, der als realer Inhalt, als der „Kern“ des Normbegriffs selbst vorzustellen ist.

Wir haben gesehen: Das der Individualität mögliche Maximum wird nur dann erreicht, wenn sie selbst auf Grund eines anerkennenden Urteilsaktes es zum Gegenstand ihres Strebens macht. Der Urteilsakt kann blind oder einsichtig sein. Richtig ist dies Streben aber nur dann, wenn ein einsichtig Urteilender dem Urteil, welches der Gegenstand des blinden oder einsichtigen Urteilsaktes ist, auf das das Streben zurückgeht, nicht widersprechen kann.

Es kann ein solches Streben also zufällig richtig sein, da es ja auch möglich ist, daß ein blindes Urteil einem einsichtigen nicht widerspricht; aber es ist sicher richtig, wenn es auf ein einsichtiges Urteil zurückgeht; denn wird überhaupt einsichtig geurteilt, so nicht anders als richtig und damit verbindlich.

Daher ergibt sich, daß das Erreichen des Individualnormwertes wahrscheinlich ist, wenn dieser vom Individuum durch ein einsichtiges Urteil anerkannt wird, aber nur möglich und nicht auch wahrscheinlich, wenn er zufällig blind anerkannt wird. Denn die Stabilität des Strebens nach dem erreichbaren Maximum wird nur dadurch gewährleistet, daß das Ziel mit dem Bewußtsein der Richtigkeit und Verbindlichkeit anerkannt wird[1]. Die Wahrscheinlichkeit, daß ein zufällig richtiges Streben durch ein falsches verdrängt werden kann, ist aber, wie jede flüchtige Überlegung bestätigt, viel größer als die, daß ein notwendig richtiges Streben wie das einsichtige Streben aufgegeben wird.

Aus dieser Überlegung ergibt sich: Nur wenn beim Gegenstand des Urteils das Vermögen zu eigenem einsichtigem Urteilen festgestellt werden kann, ist man berechtigt, von ihm die Erreichung der oberen Grenze seines Normbereichs zu fordern. Die Einhaltnug eines Wertes oberhalb der unteren Grenze seines Normbereichs kann man aber auch ohne das einsichtige Urteilsvermögen des Beurteilten mit Recht fordern. — Der differenzierte Normbegriff ist also auf jeden Fall auch different: er enthält Forderungen.

§ 30. Exkurs über Vernunft und Charakter.

Die Stabilität des Strebens nach dem erreichbaren Maximum der realisierbaren individuellen Möglichkeiten, das heißt nach der realisierbaren Individualnorm, welche das Bewußtsein der Richtigkeit des Strebens voraussetzt, führt uns aus dem Bereich des Psychischen in den Bereich des Geistigen und damit auf *das* psychische Phänomen, mit welchem das geistige Allgemeine in dem psychischen Individuellen richtunggebend im eigentlichen Sinne die Norm schafft und erhält. Dies psychische Phänomen nennen wir hier „Vernunft“.

Diese, „ein Vermögen, dadurch der Mensch sich von allen anderen Dingen, ja von sich selbst, sofern er durch Gegenstände affiziert wird, unterscheidet“ (Kant)[2], ist gleichsam das seelisch-individuell wirksame Geistig-Allgemeine.

---

[1] Diese Stabilität des Strebens nach Normalität nennen wir auch geistigen Halt. Dieser, welcher im Gefüge der Persönlichkeit (ähnlich wie das Temperament im Sinne Ewalds durch die Lebensspannkraft) durch die „Vernunft“ charakterisiert ist und der die Differenzierung der Persönlichkeitsstruktur bestimmt, sowie seine praktische Bedeutung für das Normstreben soll an anderer Stelle näher behandelt werden. Im folgenden § 30 gehen wir dazu kurz auf das Charakterproblem ein. Für eine Reihe spezieller Abnormitäten bei sogenannten Phantasten und bei Paranoikern und für das Hysterieproblem ist dies „Vernunftmoment“, das man auch als „Charakterkoeffizient“ bezeichnen kann (s. S. 63), von Bedeutung.

[2] Kant, I.: Grundlegung zur Metaphysik der Sitten, 3. Abschn., 2. Aufl. d. Original-Ausg. S. 107/108.

GOETHE, der dies Geistig-Allgemeine auch „Natur“ und „Gottheit“ nannte, hat sich darüber folgendermaßen geäußert: „Nur dem Zulänglichen Wahren und Reinen ergibt sie (die „Natur“, die „Gottheit“) sich und offenbart ihm ihre Geheimnisse. — Der Verstand reicht zu ihr nicht hinauf, der Mensch muß fähig sein, sich zur höchsten Vernunft erheben zu können, um an die Gottheit zu rühren, die sich in Urphänomenen, physischen wie sittlichen, offenbaret, hinter denen sie sich hält und die von ihr ausgehen. — Die Gottheit aber ist wirksam . . . im Werdenden und sich Verwandelnden, aber nicht im Gewordenen und Erstarrten. Deshalb hat auch die Vernunft in ihrer Tendenz zum Göttlichen es nur mit dem Werdenden, Lebendigen zu tun, der Verstand mit dem Gewordenen, Erstarrten, daß er es nutze[1].“ Der Verstand ist, so sagt KANT, heteronom, insofern er „aus seiner Tätigkeit keine anderen Begriffe hervorbringen kann, als die, so bloß dazu dienen, um die sinnlichen Vorstellungen unter Regeln zu bringen und sie dadurch in einem Bewußtsein zu vereinigen, ohne welchen Gebrauch der Sinnlichkeit er gar nichts denken würde, da hingegen die Vernunft unter dem Namen der Ideen eine so reine Spontaneität zeigt, daß sie dadurch weit über alles, was ihr Sinnlichkeit nur liefern kann, hinausgeht und ihr vornehmstes Geschäft darin beweiset, Sinnenwelt und Verstandeswelt voneinander zu unterscheiden, dadurch aber dem Verstande selbst seine Schranken vorzuzeichnen“[2].

Die Vernunft ist nach KANT der Natur gegenüber autonom, und der Mensch als vernünftiges Wesen ebenso. Neben der Bestimmung durch die heteronomen Naturgesetze, die ihn durch Bedürfnisse und Neigungen in ihrer Gewalt haben, ist der Mensch „als zur intelligiblen Welt gehörig unter Gesetzen, die, von der Natur unabhängig, . . . bloß in der Vernunft gegründet sind.“ Als unter diesem Vernunftgesetz handelndes geistiges Wesen ist bei dem Menschen deshalb auch eine gewisse „Autonomie des Willens“ möglich, und es muß bei ihm daher unterschieden werden: der die geistige Entwicklung der Persönlichkeit mit richtigem („autonomen“) Willen leitende „intelligible Charakter“ vom „empirischen Charakter“, welcher die blinde, heteronom-kreatürliche Entwicklung der Person bestimmt[3].

KANT weist darauf hin, daß jede Handlung des Menschen nach diesen zwei Richtungen hin untersucht werden kann: erstens in Beziehung auf die bewegenden Ursachen und zweitens in Beziehung auf die Vernunft. In der ersten Beziehung finden wir die Handlung durch Regeln der Naturordnung bestimmt, in der letzteren aber finden wir noch etwas anderes:

„Denn da *sollte* vielleicht alles das *nicht geschehen sein*, was doch nach dem Naturlaufe *geschehen ist* und nach seinen empirischen Gründen unausbleiblich geschehen mußte. Bisweilen aber finden wir, oder glauben wenigstens zu finden: daß die . . . Handlungen des Menschen, als Erscheinungen . . . darum geschehen sind, nicht weil sie durch empirische Ursachen, sondern weil sie durch Gründe der Vernunft bestimmt waren“[4].

---

[1] ECKERMANN: Gespräche mit Goethe, Gespräch vom 13. 2. 1829.
[2] KANT, I.: Grundl. zur Metaphys. d. Sitten, l. c. S. 108.
[3] KANT, I.: Krit. d. r. Vern. **A** 538, **B** 566ff.
[4] KANT, I.: Krit. d. r. Vern. **A** 550, **B** 578.

Das heißt nicht, daß das „Vernunftvermögen“ unabhängig von den Bedingungen der Erscheinung sei, sondern nur, daß es „als unbedingte Bedingung jeder willkürlichen Handlung über sich keine ... Bedingungen gestattet.“ Die Vernunft „ist bestimmend aber nicht bestimmbar“ durch die Erscheinungen; das heißt aber auch: das Phänomen, welches wir „Vernunftvermögen“ nennen könnten (ohne damit einer sogenannten „Vermögens-Psychologie“ verfallen zu müssen), also der „intelligible Charakter“, ist nicht die Vernunft selbst, sondern nur individualisierte, empirisch erscheinende Vernunft.

„Daher kann man nicht fragen: warum hat *sich* nicht die Vernunft anders bestimmt? sondern nur: warum hat sie die *Erscheinungen* ... nicht anders bestimmt? Darauf aber ist keine Antwort möglich. Denn ein anderer intelligibler Charakter würde einen anderen empirischen ergeben haben... Warum aber der intelligible Charakter gerade diese Erscheinungen und diesen empirischen Charakter unter vorliegenden Umständen gebe, das überschreitet so weit alles Vermögen unserer Vernunft es zu beantworten, ja alle Befugnis derselben nur zu fragen, als ob man fragte: woher der transzendentale Gegenstand unserer äußeren sinnlichen Anschauung gerade nur Anschauung im *Raume* und nicht irgendeine andere gebe“[1].

Der empirische und der intelligible Charakter hängen also eng miteinander zusammen. Im intelligiblen Charkter aber ist das Rätsel der individuellen Notwendigkeit, im empirischen Charakter nur die individuelle Zufälligkeit gegeben.

Das mit der individuellen Notwendigkeit, dem intelligiblen Charakter, gegebene „Vernunftvermögen“ ist etwas phänomenologisch Letztes, ein geistiges Urphänomen. Unser richtiges Denken wie unser richtiges Fühlen geht darauf zurück. Es ist nicht erklärbar, sondern nur aufweisbar. Es ist nicht der Wille, sondern die Bedingung *richtigen* Wollens. Zwar kann auch blind handelnd der Mensch „Charakter“ zeigen, wenn sein Handeln unbewußt richtig ist. Der Charakterwert im moralischen Sinne entsteht jedoch erst dadurch, daß der Mensch bewußt vernünftig richtig handelt, das heißt, durch einen einsichtigen richtigen Willensakt.

Da uns der intelligible Charakter nun aber nur durch den empirischen gegeben ist, das heißt, da wir *vor allem auch* unvernünftige Wesen sind, bleibt uns „die eigentliche Moralität der Handlungen (Verdienst und Schuld), ... selbst die unseres eigenen Verhaltens, gänzlich verborgen. Unsere Zurechnungen können nur auf den empirischen Charakter bezogen werden. Wieviel aber davon ... der bloßen Natur und dem unverschuldeten Fehler des Temperaments oder dessen glücklicher Beschaffenheit (merito fortunae) zuzuschreiben sei, kann niemand begründen und daher auch nicht nach völliger Gerechtigkeit rich-

[1] KANT, I.: Krit. d. r. Vern. **A** 556/557, **B** 584/585.

ten"[1]. — Dieses Moment der angeborenen Anlage, welches KANT hier Temperament nennt, spielt auch direkt im Charakter eine Rolle und erscheint uns heute als Charakterstruktur, die wir nach typologischen Gesichtspunkten beschreiben. Wir können es als qualitatives Moment, als Art des Charakters, dem quantitativen Moment, dem Grad des Charakters gegenüberstellen. Das quantitative Moment ist also damit gegeben durch das Ausmaß der den Charakter bestimmenden Vernunft, das Maß des geistigen Haltes, und muß als *Charakterstärke* von der *Charakterstruktur* unterschieden werden.

Wir halten in dieser Beziehung — wie schon in der Anmerkung zu § 29 (S. 60) gesagt — terminologisch eine Unterscheidung von Charakterkoeffizient und Charakterstruktur für angebracht. Die Charakterstruktur ist das eigentliche, spezifisch (qualitativ) individuelle Moment des Charakters, das z. B. GRUHLE[2] allein Charakter nennt. Es gibt aber auch noch einen anderen Begriff, der diese spezifisch individuelle Anlage betrifft: den Temperamentsbegriff. Wenn GRUHLE das Temperament nur als „Ausdrucksorgan" für den Charakter auffassen will (l. c. S. 73/74), so können wir dem nur mit Vorbehalt folgen. Wir glauben nämlich — dem allgemeinen Sprachgebrauch Rechnung tragend — auch den Temperamentsbegriff auf das Phänomen der angeborenen individuellen Anlage direkt anwenden zu sollen. Das Temperament würde dann die individuelle Anlage als angeborene Grundstruktur bezeichnen, der Charakter die sich entwickelnde Ausgliederung dieser Struktur. Temperament und Charakter würde man unter dem Gesichtspunkt der Anlage gemeinsam als „Charakteristikum" der Persönlichkeit bezeichnen können. Dies Charakteristikum verbunden mit dem Charakterkoeffizienten würde den eigentlichen Charakterbegriff ergeben. Und das Charakteristikum verbunden mit dem Temperamentskoeffizienten (quantitatives Biotonusmoment EWALDS) ergäbe dann den eigentlichen Temperamentsbegriff. Die Tatsache, daß die Individualtypologien sowohl als Temperamentstypologien wie auch als Charaktertypologien aufgefaßt werden können, wäre somit verständlich, da sie das „Charakteristikum" der Persönlichkeit betreffen, ohne Rücksicht auf Grundstruktur (Temperament) und sich entwickelnde Strukturiertheit (Charakter) zu nehmen.[3]

Je nach dem Ausmaß der ihn bestimmenden Vernunft sprechen wir vom charaktervollen und charakterlosen Menschen. Bei einem charakterlosen Menschen weiß man deshalb nicht, woran man bei ihm

---

[1] KANT, I.: Kritik d. reinen Vernunft **A** 552, **B** 580.

[2] Vgl. H. W. GRUHLE: Der Charakter des Menschen. Nervenarzt **1947**, 71.

[3] Ich werde an anderer Stelle auf die Frage der Begriffe von Temperament und Charakter und insbesondere auch auf EWALDS Temperamentbegriff unter diesem Gesichtspunkt zurückkommen.

ist, weil er sein Handeln nicht (ob bewußt oder unbewußt ist zunächst ganz gleichgültig für diese Unterscheidung) nach dem Richtmaß der Vernunft leitet, sondern weil er der empirischen Zufälligkeit verfallen ist, die ihm sein Handeln je nach Laune oder äußeren Umständen vorschreibt. Für den Charakterlosen ist es charakteristisch, daß ihm das „intelligible" Charaktermoment, der transzendentale Charakter, der geistige Gehalt und Halt einer Persönlichkeit abgeht.

Es ist wichtig, durch den Terminus „intelligibel" sich nicht verleiten zu lassen, dieses quantitative Vernunftsmoment des Charakters für dasselbe zu halten wie Verstand oder Intelligenz. Es kann ganz unabhängig von der Verstandesfunktion relativ unintelligente Charaktervolle geben, und es gibt viele charakterlose Intelligente. Trotzdem besteht eine Beziehung zwischen Vernunft und Verstand, die darauf beruht, daß das Ausmaß der „Vernünftigkeit", auch wenn sie unbewußt ist, den Grad des Strebens der Persönlichkeit nach Klarheit und Differenziertheit des Erlebens bestimmt. So wird neben der wachsenden Strukturiertheit, welche wir Entwicklung nennen (KRUEGER), auch besonders die Fähigkeit einsichtigen Begreifens und die intellektuelle Differenzierung durch den Grad der Vernünftigkeit und damit das Maß der „natürlichen" geistigen Orientierung wachsen. Denn gerade der unbewußt Charaktervolle wird in schwierigen Situationen danach trachten, mittels Durchschauen der Situation sich die Möglichkeit zu schaffen, auch in dieser schwierigen Situation das Richtige zu tun und dazu seine Verstandesfunktion nach Maßgabe des Möglichen auszuschöpfen suchen.

KANT findet so die Ursprünge der Philosophie nicht im „vernünftelnden" spekulativen Räsonnieren, sondern in der „gemeinen praktischen Menschenvernunft", in welcher als einem Naturphänomen sich die geistige Welt individuell empirisch manifestiert. Er schreibt:

„So wird also die *gemeine Menschenvernunft* nicht durch irgendein Bedürfnis der Spekulation (welches ihr, solange sie sich genügt, bloße gesunde Vernunft zu sein, niemals anwandelt), sondern selbst aus praktischen Gründen angetrieben, aus ihrem Kreise zu gehen und einen Schritt ins Feld einer *praktischen Philosophie* zu tun, um daselbst wegen der Quelle ihres Prinzips und richtigen Bestimmung desselben in Gegenhaltung mit den Maximen, die sich auf Bedürfnis und Neigung fußen, Erkundigung und deutliche Anweisung zu bekommen, damit sie aus der Verlegenheit wegen beiderseitiger Ansprüche herauskomme und nicht Gefahr laufe, durch die Zweideutigkeit, in die sie leicht gerät, um alle echte sittliche Grundsätze gebracht zu werden. Also entspinnt sich ebensowohl in der praktischen gemeinen Vernunft, wenn sie sich kultiviert, unvermerkt eine *Dialektik*, welche sie nötigt, in der Philosophie Hilfe zu suchen, als es ihr im theoretischen Gebrauche widerfährt, und die erste wird daher wohl ebensowenig als die andere irgendwo sonst, als in einer vollständigen Kritik unserer Vernunft Ruhe finden"[1].

---

[1] KANT, I.: Grundl. z. Metaphysik d. Sitten, Schluß d. 1. Abschn. l. c. S. 23/24.

Dieser Exkurs dürfte noch einmal deutlich gemacht haben, daß zur vollen Normerfassung das Moment des Richtigen (nennen wir es nun autonom mit KANT oder orthonom mit KRAUS und BRENTANO, vgl. § 3) als geistiges Moment besonderer Betrachtung unterzogen werden muß. Wie eine psychische Normbestimmung ohne Berücksichtigung der körperlichen Gegebenheiten, in denen das Psychische sich äußert, nicht möglich ist, so ist sie ebenso nicht möglich ohne Berücksichtigung des Geistigen, welches im Psychischen erscheint. Das Geistige erfassen wir in dem Richtigkeitskriterium, das Körperliche in den materiell-empirischen Bedingungen des Seelischen. Das Körperliche ermöglicht dem Seelischen die substanzielle konkrete Manifestierung. Doch erst das Geistige gibt dem Seelischen Tiefe und damit seinen Ernst und einen Wertgehalt, der, entsprechend der Tatsache, daß Seelisches nur auf dem Boden des Körperlichen und unter dem Bann des Geistigen einen wirklichen Bestand haben kann, das eigentliche Differente des differenzierten Normbegriffs ausmacht und die Forderung und den Anspruch, der in dem Ausdruck „normal" enthalten ist, erst wirklich verständlich macht.

§ 31. Forderungen an den Beurteiler.

Nicht nur vom Beurteilten, dessen Norm festgestellt wird, sondern auch vom Beurteiler selbst wird jedoch bei der differenzierten Normbestimmung etwas gefordert.

Vom Beurteiler wird gefordert nicht nur, daß er überhaupt, eventuell auch blind richtig urteilt, sondern daß er in einsichtiger Weise richtig urteilt. Das beides aber setzt voraus, daß der Urteilsgegenstand zunächst in einer ihm angemessenen Art erfaßt wird, und das heißt, wenn ein psychisches Wesen von der Art der menschlichen Persönlichkeit Gegenstand des Urteils ist, daß vorher die zu seiner richtigen Erfassung notwendige „psychologische Distanz", der innere Abstand vom eigentlich psychologischen Gegenstand hergestellt werden muß, um damit die ohne diese Einstellung das Urteil bedrohenden Vorurteile auszuschalten. Dieser innere Abstand ist, im Gegensatz zur immer deutlichen Distanz bei der äußeren Gegebenheit der Naturgegenstände, nicht von vornherein da, sondern erst indem wir uns selbst von ihnen distanzieren, können wir die psychischen Phänomene wirklich gegenständlich erfassen. Bei Innehalten der richtigen psychologischen Distanz ist der Beobachter nicht unberührt, aber er ist unbeteiligt, er wird nicht in die Dramatik des Erlebens selbst mit hineingezogen, er hält sich außerhalb der „Spannung" des Geschehens[1].

[1] Näheres über diesen Sachverhalt findet man kurz dargestellt in: H. MÜLLER-SUUR: Über das Verhältnis der naturwiss. und der geisteswiss. Betrachtungs-

Diese psychologische Distanz kann aber nicht so ohne weiteres eingenommen werden, sondern sie erfordert eine mühsame, nur durch langsame Läuterung zu gewinnende Einstellung des Untersuchers.

Das Differente, der Ernst dieses Normbegriffs liegt also darin, daß der, welcher ihn gebraucht, an sich arbeiten muß, um sich fähig zu machen zur Erkenntnis der Norm in möglichst vielen Fällen; z. B. wird man die Norm eines differenzierten Menschen nicht erkennen können, wenn man nicht mindestens den gleichen Differenziertheitsgrad hat wie er; höchstdifferenzierte Menschen wie Genies[1] sind daher mit Recht als inkommensurabel anzusehen.

Trotzdem lassen sich aber auch für die Genies gewisse Normforderungen ermitteln, ja, man ist sogar imstande, manches bezüglich der Individualnorm der Genialen mit dem differenzierten Normbegriff zu fassen. So darf ein normales Genie z. B. nicht eine Differenziertheitsstufe haben, wie sie für gewöhnliche Menschen charakteristisch ist, sondern es muß abnorm stark differenziert sein, wenn es ein normales Genie sein soll. Und es muß auch eine Geschlossenheit der Persönlichkeit haben, die die Spannungen, welche durch die Kontrastdynamik der hochdifferenzierten Persönlichkeitsstruktur auftreten, zusammenhält, wenn es ein normales, das heißt richtiges Genie sein soll und nicht nur ein gewöhnlicher Mensch mit genialen Zügen, den man wohl auch mit SCHILLER „nur genialisch" nennt: Das Minimum der Individualnorm ist also beim Genie durch die obere Grenze der Kollektivnorm bestimmt, nicht wie beim gewöhnlichen Menschen durch die untere Grenze derselben.

Doch nicht nur der Beurteiler, auch der, dessen Norm gefunden wird, muß an sich arbeiten, und zwar zur Erfüllung dieser gefundenen Norm, denn sie gilt ja für *ihn* und wird festgestellt mit einem weitgehenden Anspruch auf Richtigkeit; es wird ihm ja mit der Feststellung seiner Norm gesagt: So mußt du sein, denn so kannst du sein, und er kann ihr nicht ausweichen, weder mit dem Hinweis auf andere noch auch — wie etwa im Falle der phantastischen Selbstüberschätzung — mit dem Hinweis auf seine individuelle Eigenart. Daher kann man von einem „existenziellen Bezug" zwischen Beurteiler und Beurteiltem sprechen, bei dem eine Art liebender Kommunikation zwischen beiden zustande kommen muß, bei dem die theoretische Einstellung des Beurteilers durch die sozial liebende des Glaubens an die Möglichkeiten des Anderen, auch wenn sie sich noch nicht gezeigt haben[2], ergänzt werden muß.

---

weise in der med. Psychologie, Nervenarzt **1947**, 145. Wichtig zu dieser Frage ist JASPERS: Philosophie 2. Aufl. Berlin: Springer 1948 (Abschnitt über philosophische Weltorientierung) und seine Psychologie der Weltanschauungen, 3. Aufl. Berlin 1925.

[1] Die Beziehungen der Genialität zur Differenziertheit und zum Charakter findet man dargestellt in: H. MÜLLER-SUUR: Vom Wesen des Genies. Z. psych. Hygiene **17** (1944).

[2] Vgl. SPRANGERS Ausführungen über die sozial liebende Haltung: Lebensformen, 7. Aufl. Halle 1930.

Ewald beschreibt sehr anschaulich diesen existenziellen Bezug[1] als Grundlage der Psychagogik folgendermaßen: „Die rein ärztliche Seite beginnt hier zurückzutreten", man könne von einer „Reedukation" sprechen, „nun soll eine positive Wertsetzung als künftiger Zielpunkt aufgerichtet werden ... Es gilt, die Flucht vor der Welt, die den Kampf mit dem Leben scheut, zu durchbrechen, eine allzu große Selbstaufgabe oder Unterordnung zu verhindern, maßlose Ansprüche zu reduzieren oder sinnlosen Trotz, ewige Auflehnung oder falschen Geltungsdrang zu korrigieren, die rechte Mitte aufzuzeigen zwischen Selbstentfaltung und Gemeinschaftsgefühl, der Persönlichkeitsstruktur des einzelnen Kranken entsprechend. Diese Aufgabe kann überhaupt nur erfüllen, wer selbst eine in sich geschlossene Persönlichkeit ist, wer die Schwierigkeiten des Lebens kennen und bewältigen lernte, und am Beispiel vieler Mitmenschen die große Zahl möglicher Konflikte und Verwicklungen durchschaute. Eine wirkliche „Psychagogik" (Seelenführung) wird nur der ältere und erfahrenere Arzt und Mensch treiben können, der einen weiten Gesichtskreis und viele Register in seiner Persönlichkeit hat, der nicht nach eigenem engen Rezept nur *eine* Stellungnahme zum Leben kennt, sondern sich auch in andere Erlebensweisen und Zielsetzungen hineinzudenken vermag ... Freundschaftlich-kameradschaftliche Gespräche über Weltanschauung und Lebensphilosophie, über die Bedeutung ästhetischer, religiöser, politischer und anderer Machtwerte, über Arbeitsart und Arbeitswert, über Beruf und die Notwendigkeit von Grenzsetzungen, über intime Fragen des Sexual- und Ehelebens, überhaupt über das Gesamt der sexuellen und Lebensproblematik werden sich bei differenzierteren Naturen nicht vermeiden lassen. Geht es doch um das Ganze der geistigen und willentlichen Lebensbewältigung." So müsse man als „ein hilfreicher Freund" ... „als Helfer durch vertrauensvolle Rücksprache mit dem Kranken" das „Sichabfindenlernen" zeigen, das „törichte Sichwichtignehmen" korrigieren usw. Aber Voraussetzung bleibt dabei, daß der Arzt „selbst wirklich Persönlichkeit ist, und nicht nur durch eine gewandte Dialektik oder großspuriges Auftreten sich vorübergehend einige Scheinerfolge sichert, (z. B. durch die Suggestionstherapie, Ref.), die doch über kurz oder lang zu einer großen Enttäuschung führen müssen. Es ist dies das schwierigste und ernsteste Kapitel der Psychotherapie, bei dem sich der Arzt der Glorie und des Schutzes seines sachverständigen Arzttums weitgehend begibt, und sich dem anderen stellt *als Mensch*. Hier bestimmte Regeln geben zu wollen, ist beinahe Anmaßung. Das Rechte zu treffen, ist nicht mehr Sache einer wissenschaftlichen Lehre, sondern bleibt Sache der Persönlichkeit."

Die Anwendung dieses Normbegriffs ist also, das sei nochmals betont, auch für den Beurteiler keine gleichgültige Sache: sie verlangt von dem, der die Normfeststellung macht, großes Verantwortungsbewußtsein. Es kommt dabei darauf an, wer man ist, ob man überhaupt berechtigt ist, die Feststellung der Abnormität zu machen, wenn man beanspruchen will, damit Recht zu haben. — Man muß sich hüten vor verfrühten Urteilen: es bedarf auch einer besonderen Erfahrung, um den differenzierten Normbegriff anwenden zu können: man muß wissen, welche Möglichkeiten zur Erfüllung einer Norm überhaupt gegeben sein könnten, man muß feststellen, welche Möglichkeiten dazu im Einzelfall gegeben sind, man muß endlich versuchen festzustellen, ob eine Unmöglichkeit der Erfüllung vorliegt.

[1] Ewald: Lehrbuch d. Neurol. u. Psychiatrie, Kapitel über Psychotherapie.

Im letzteren Falle, dem man im täglichen Leben als Arzt und Sachverständiger am häufigsten gegenübersteht: wenn man mit großer Wahrscheinlichkeit sagen kann, daß eine Erfüllung der Norm in einem bestimmten Falle unmöglich ist, — also z. B. im Falle eines Schwachsinnigen ein normales kritisches Urteil, das ihm nicht möglich ist, oder im Falle eines für ein engeres Kollektiv zu Schwachsinnigen, d. h. eines Verhältnisblödsinnigen, ein für dieses Kollektiv normaler Intelligenzgrad, den er nicht erreichen kann, — in solchen Fällen wäre eine Forderung der Erfüllung der Norm unberechtigt: es wäre absurd, eine Erfüllung zu verlangen, deren Unmöglichkeit man eingesehen hat, denn kein einsichtig Urteilender kann mit Recht eine Erfüllung fordern, die unmöglich ist. — Auf diesen Sachverhalt werden wir noch zurückzukommen haben. Zuvor aber noch einen kurzen praktischen Seitenblick.

§ 32. Praktische Fragen.

Den praktischen Schwierigkeiten des differenzierten Normbegriffs ist im allgemeinen wohl nur der Fachmann gewachsen. Es soll auf diese hier nicht weiter eingegangen werden. Der nicht spezialisierte Allgemein-Praktiker hält sich am besten mit dem Bewußtsein von dessen Grenzen an den indifferenten Durchschnittsnormbegriff von Kurt Schneider, mit dem man in erster Näherung einen Teil des Richtigen treffen kann, der praktisch recht wichtig ist.

Im praktischen Alltag vermeidet es nämlich auch der Fachmann nach Möglichkeit, Forderungen an den Abnormen zu stellen, wenn er ihn verstehen und wenn er ihm im Rahmen des hier Möglichen — das ist zwar nur wenig, aber manchmal schon genug — helfen will. Man versucht am besten immer, zunächst wertfrei zu arbeiten. Das Gefühl des gegenseitigen Vertrauens, das Gefühl des Verstandenseins im Sinne des in seiner Eigenart richtig Gewürdigtwerdens, das die Voraussetzung für die Arbeit mit dem differenten Normbegriff ist, entsteht nämlich nur auf der Grundlage eines Verstehens, welches zunächst von allen Wertgesichtspunkten absieht (was nicht heißt, daß der Verstehende sie für sich selbst verleugnen müßte); und je differenzierter und differenter die Individualität des anderen ist, desto wichtiger ist es, daß der differenten Einstellung ein adaequates wertfreies, „indifferentes" Verstehen vorausgeht.

Der biologische Wertnormbegriff und vor allem der sozialbiologische Wertnormbegriff (vgl. oben § 11, S. 20f.), welcher leider so weit verbreitet ist, ist auf alle Fälle stets zu verwerfen! Er ist nicht bloß unnaturwissenschaftlich, sondern auch unärztlich, denn die Abnormen, welche ja gerade nicht krank sind, müssen sich, wenn sie nach ihm bewertet werden und wenn sie die Wertung anerkennen, als Kranke fühlen. Eine solche Bewertung macht sie also kränker, als sie sind, wenn man so sagen darf, anstatt sie zur Gesundheit zu führen.

In vielen Fällen führt man nämlich Abnorme sehr einfach auf den Weg des Normalen zurück, aus dem sie sich durch Abweichungen ins Abnorme zu verlieren drohen, indem man sie ganz unvoreingenommen, also ganz wie „Normale“ in ihrer Abnormität zu verstehen sucht und auf sie eingeht. Man lindert schon dadurch das Leid derer, die sich in ihrer Abnormität zu isolieren beginnen und sich in ihr zu verlieren drohen, wenn man sie merken läßt, daß ihre Abnormität verständlich ist, wenn sie sich sagen können: Bist du *einmal* verstanden, dann kannst du auch ein andermal verstanden werden; wenn ihnen der Gedanke möglich wird, mit ihrem Leid nicht ganz allein stehen zu müssen.

Das ist eine Psychotherapie, die jedem Nicht-Spezialisten möglich ist. Für eine differenziertere Psychotherapie muß man dann allerdings auf den differenzierten und differenten Normbegriff zurückgreifen. Für diese kommen jedoch im allgemeinen auch nur Fälle in Frage, die die Kapazität des Allgemein-Praktikers sowieso überschreiten. Der Fachmann aber wird, wie schon gesagt, im allgemeinen auch so vorgehen, daß er aus der indifferenten Einstellung allmählich zu der differenten übergeht. — Auf spezielle psychotherapeutische Fragen, die mit dem differenzierten Normbegriff zusammenhängen, soll hier aber nicht weiter eingegangen werden.

VII. Das artmäßige (qualitativ) Abnorme.

§ 33. Der Unterschied des gradmäßig (quantitativen) gegenüber dem artmäßig (qualitativen) Abnormen.

Mit den zuletzt (§ 31) behandelten Fragen sind wir bereits an die Grenze des Bereichs des eigentlichen, des gradmäßig oder quantitativ Abnormen gekommen.

Wo die Unmöglichkeit der Erfüllung der Normforderung erkannt wird oder wo die Unmöglichkeit vorliegt, mittels innerer Schau adaequate Begriffe für das abnorme Phänomen zu gewinnen, muß etwas vorliegen, was ganz außerhalb des Möglichkeitsbereiches des Normalen und seiner so oder so gerichteten „quantitativen“ Abweichungen von einer Normbreite liegt. Es muß etwas andersartiges, etwas *qualitativ* Verschiedenes sein, — und das, so hatten wir gesagt (vgl. § 4), nennen wir im Bereich der medizinischen Psychologie *krankhaft*.

Abnorm ist also — wobei wir allerdings das im eigentlichen Sinne Abnorme, das gradmäßig oder *quantitativ* Abnorme meinen — nicht krankhaft, sondern gegenüber dem Krankhaften immer mehr oder weniger normal. *Krankhaft* ist etwas ganz andersartiges als das mehr oder weniger normale Abnorme, auch, um im Bilde der Gaussschen Kurve (vgl. § 9) zu sprechen, etwas anderes als die extremsten Formen des Abnormen, über deren Abnormität gar nicht gestritten werden kann, wie über die weniger extremen Abnormitäten, die man u. U. noch einem erweiterten Normbereich zuzählen kann. Abnorm ist eine Form, eine Seinsweise des *Normalen*, krankhaft ist aber eine andere Form, eine andere Seinsweise als die des Normalen. Man kann auch sagen, daß das Abnorme in der Dimension des Normalen vor sich geht, das Krankhafte aber geht in einer *anderen Dimension* vor sich wie das Abnorme und das Normale. — Krankhaft und abnorm sind also grundsätzlich *wesensverschieden* und nicht durch Übergänge miteinander verbunden.

Diese Unterscheidung ist theoretisch und praktisch von ungeheurer Bedeutung.

§ 34. Einige theoretische und praktische Konsequenzen aus dieser Unterscheidung.

Theoretisch ergibt sich aus dieser Unterscheidung von Abnormem und Krankhaftem z. B. die Haltlosigkeit aller Hypothesen, die die sogenannten endogenen Psychosen des schizophrenen Formenkreises und des manisch-depresiven Irreseins (der Zyklothymie) als Extremausprägungen der schizothymen bzw. der zyklothymen Temperamente auffassen und sie doch zugleich als Krankheiten verstehen wollen, wie es die Kretschmersche Schule z. T. tat. Dem Versuch dieser Schule den ihrer Hypothese widersprechenden Ergebnissen der Erbforschung mit der Einführung eines besonderen, bei den Psychosen hinzukommenden, gesondert laufenden Gens (sog. „Psychosefaktor") zu begegnen, das den qualitativen Unterschied von psychopathischem Temperamentstypus und Psychose erklären soll, ohne doch den quantitativen aufzugeben (Schizoide wären danach Menschen mit unvollständigem Schizophrenie-Gen), ist Ewald[1] sogleich bei seiner Entstehung entgegengetreten: Da der Begriff „schizoid" so weit sei, daß $^9/_{10}$ der Menschen unter ihn fielen und er fast alle Psychopathen umfaßte, wäre, wie Ewald meint, auch mit dieser Annahme nichts erklärt. — Die Tatsache, daß es ausgesprochen pyknisch-cykloide Menschen gibt, die einwandfrei schizophren erkranken und typisch schizophren verblöden, und umgekehrt typisch leptomorph-schizoide Psychopathen, die manisch-depressiv erkranken, spricht übrigens auch gegen die

[1] Ewald, G.: Schizophrenie, Schizoid, Schizothymie (Kritische Bemerkungen), Z. Neur. 77 (1922).

Quantitätshypothese und läßt sich auch nicht mit dem Argument entkräften, daß diese Ausnahmen die Regel bestätigen; denn Theorien sollen keine Erfahrungsregeln mit Ausnahmen sein, sondern gesetzmäßigen Charakter haben, und Hypothesen sollen zu Theorien führen, sonst soll man sie verlassen.

Auch die von EWALD 1922 noch vertretene Ansicht, daß nur schizothyme Temperamente (oder nach seiner Meinung besser: Psychopathie) und Schizophrenie sich qualitativ unterschieden, nicht aber zyklothyme Temperamente und manisch-depressives Irresein, bei dem auch er quantitative Verschiedenheiten, nämlich Intensitätsunterschiede des „Biotonus" (der Lebensspannung), die sich im Lebensgrundgefühl äußern, annahm, läßt sich heute nicht mehr halten[1]. LUXENBURGER berichtet[2], daß die Zwillingsforschung der letzten Jahre ebenso wie ältere Nachkommenschaftsuntersuchungen, vor allem die von HOFFMANN, gezeigt haben, „daß erbbiologisch zwischen der zyklothymen Psychopathie und der manisch-depressiven Psychose grundsätzlich ein Strich zu ziehen ist". Die Schwierigkeit der klinischen Abgrenzung des Krankhaften, welche, worauf EWALDs Kritik ja vor allem hinweist, bei der Schizophrenie relativ einfach, bei der Zyklothymie groß ist, bleibt dabei allerdings bestehen:

„Wenn das manisch-depressive Irresein auch aus den Varianten des zyklothymen Temperaments herauswächst, so ist es doch keineswegs selbst eine bloße Variante. Es ist eine typische . . . Krankheit, die als solche einen von den Temperamenten und Psychopathien verschiedenen Genotypus voraussetzt."

KURT SCHNEIDER hatte dem entsprechend wenigstens bei der Melancholie eine qualitative Änderung der Erlebnisweise des gedrückten Lebensgrundgefühls beschrieben[3] und so die, wie er sagt, „vitale" Depression (die Krankheit) gegenüber der reaktiven, motivierten seelischen Depression (der Abnormität) qualitativ abzugrenzen versucht. Aber war schon hier die Abgrenzung längst nicht so deutlich wie die viel leichtere des psychotisch Schizophrenen vom (nur abnormen) „schizoiden" Erleben, so daß schon SCHNEIDER schreiben mußte: „eine Vitalisierung solcher ursprünglich reaktiven Depression scheint sogar gar nicht selten zu sein", so ließ sich bis heute noch kein Kriterium für einen qualitativen Unterschied der Erlebnisweise des gehobenen Lebensgefühls manischer Kranker von der nur abnorm gehobenen nicht krankhaften Lebensgrundstimmung angeben. So muß

[1] EWALD ist daher in seinem Lehrbuch (München 1944, S. 343) auch von dieser Annahme zurückgetreten und meint, daß „ein besonderer Faktor" auch beim man.-depr. Irresein wahrscheinlich sei.

[2] LUXENBURGER: Handb. d. Geisteskrkh. v. BUMKE, Erg.-Bd. I, Berlin 1939, und Handb. d. Erbkrkh. Bd. 4, Leipzig 1942.

[3] SCHNEIDER, K.: Die Schichtung des emotionalen Lebens und der Aufbau der Depressionszustände. Z. Neur. **59** (1920).

sich im Falle des manisch-depressiven Irreseins erst noch zeigen, ob dem ihm sicher zugrunde liegenden krankhaften körperlichen Geschehen überhaupt etwas psychisch qualitativ Abnormes entspricht. Wenn KURT SCHNEIDER den Namen Irresein, der auf psychisch qualitativ Abnormes hinweist, vermeidet und von Zyklothymie spricht, wo steckt darin also ein klinisches Problem.

Doch da Probleme der speziellen Psychiatrie hier nicht zur Debatte stehen, soll diese hier anmerkungsweise angedeutete Frage nicht weiter verfolgt werden. Es sei nur noch erwähnt, daß sich aus der Unterscheidung von „abnorm" und „krankhaft" im Sinne des quantitativen und des qualitativen Abnormen z. B. auch die Haltlosigkeit der Konzeption einer epileptoiden Psychopathie im Sinne der KLEISTschen Schule ergibt, welche von KLEIST einem Kreis der anfallsartigen Erkrankungen zugerechnet wird[1]. Es ergeben sich auch Folgen für die forensische Begutachtung[2] und für die Analyse der Pathoplastik der Psychosen, auf die hier nicht weiter einzugehen ist. Auf den psychischen Krankheitsbegriff werden wir jedoch im Folgenden noch ausführlicher zurückzukommen haben.

Wie praktisch wichtig die Unterscheidung von „abnorm" (quantitativ abnorm) und „krankhaft" (qualitativ abnorm) aber auch für den Alltag des Arztes ist, zeigt sich an der falschen Einschätzung der Abnormen nach dem biologischen Wertnormbegriff, wo sie zu Kranken gemacht werden, die sie nicht sind. — Hier wird u. U. das Unvermögen eines primitiven Arztes, die Kompliziertheit eines differenzierteren abnormen Seelenlebens zu verstehen, Ursache, ein Krankheitsgeschehen zu behaupten, was gar nicht da ist: nämlich ein seelisches Krankheitsgeschehen, oder auch ein körperliches Krankheitsgeschehen zu übersehen, weil ein solches nicht vorhandenes seelisches Krankheitsgeschehen angenommen wird. Man hält, grob gesagt, diese Menschen für mehr oder minder verrückt, und wenn sie in nicht alltäglicher Weise körperliche Beschwerden äußern, glaubt man ihnen nicht und unterläßt womöglich gar die körperliche Untersuchung, weil „ja doch nichts zu finden sein wird". Man ist inkonsequent genug, einmal diese Menschen als (seelisch) Kranke anzusehen, zu (seelisch) Kranken zu machen, andererseits ihnen aber dann doch nicht eine echte (körperliche, „organische") Krankheit zuzugestehen. Man nennt sie „hy-

---

[1] Zu dieser Frage vergleiche: MÜLLER-SUUR: Zur Kasuistik der unverständlichen Impulshandlungen Jugendlicher u. zum Begriff der „epileptoiden" Psychopathie, Allg. Z. Psychiatr. **120** (1942). — Es gibt aber auch noch andere Argumente gegen eine „epileptoide" Psychopathie; vgl. z. B. KURT SCHNEIDER: Psychopathische Persönlichkeiten.

[2] Vgl. dazu KURT SCHNEIDER: Die Beurteilung der Zurechnungsfähigkeit. Stuttgart 1948.

sterisch“ und „degenerativ“. Weil man nicht mit ihnen fertig wird, schickt man sie dahin, wo nach der Meinung der meisten der „Ausschuß“ der Menschheit, der nicht geradezu kriminell ist, hingehört: wenn nicht direkt ins Irrenhaus, so doch zum mindesten zum Psychiater. Dieser aber sondert sie in organisch Kranke, deren Krankheit nicht erkannt wurde, und in organisch Gesunde, psychisch Abnorme, und löst auf diese Weise die „Hysteriediagnose“ auf; er entlarvt diese Diagnose in den meisten Fällen als ein Gebilde ärztlicher Insuffizienz[1]. Und dies geschieht mit Hilfe des richtigen psychischen Krankheitsbegriffes.

§ 35. Psychologische Ableitung des Begriffs der psychischen Krankheit.

Fragen wir daher noch einmal genauer, was der Psychiater psychisch krank nennt. — Wir hatten gesagt, eine krankhafte seelische Erscheinung sei etwas psychisch qualitativ Abnormes. Versuchen wir noch einmal etwas genauer uns zu vergegenwärtigen, was das eigentlich heißt.

Wir hatten es uns an einem Beispiel verdeutlicht: Wenn bei dem Erlebnis der Traurigkeit um den Tod eines geliebten Angehörigen unverständliche, beziehungslose Halluzinationen auftreten, so hatten wir gesagt, daß diese der Ausdruck nicht der Traurigkeit, sondern eines krankhaften Geschehens sein müßten; denn es handelt sich hier um ein qualitativ abnormes Geschehen, das unverständlich, das nur erklärbar (nämlich durch einen dem seelischen Vorgang fremden krankhaften körperlichen Prozeß erklärbar) ist.

Die Unverständlichkeit äußert sich in dem *Inhalt*, welcher nicht in den Zusammenhang des Erlebens paßt. Die Motive für den Inhalt können nicht verstanden werden, nicht aus dem individuellen Lebenszusammenhang des Erlebenden und nicht aus seiner Erlebnissituation.

Die Unverständlichkeit äußert sich aber auch in der Erlebnisform, besser: der *Erlebnisart*, welche uns der Kranke wohl annäherungsweise verständlich machen kann, auf welche aber unsere, aus unserer eigenen inneren Erfahrung gewonnenen allgemeinen Begriffe für psychische Phänomene nicht mehr passen. Und das ist der eigentliche Grund, warum wir von qualitativ Abnormem sprechen:

Auf die Inhalte passen unsere allgemeinen Begriffe wohl. So ist z. B. die Gegenüberstellung von Traumdenken und schizophrenem Denken auf dieser Tatsache begründet; durch die inhaltliche Analyse ist ein relativ weitgehendes Verständnis des schizophrenen Denkens, ja sind sogar auch Rückschlüsse auf Formelemente

---

[1] Inwieweit dieser „Diagnose“ als einer speziellen Grenzerscheinung aus dem Übergangsgebiet des psychisch quantitativ Abnormen ins Normale tatsächlich eine Berechtigung zukommt, vgl. § 43.

des schizophrenen Erlebens möglich. So hat CARL SCHNEIDER[1] gezeigt, daß die schizophrenen „Verschmelzungen" von Gedanken inhaltlich analysierbar sind, daß nur die Einheit der Verschmelzung unsinnig ist, z. B. in Sätzen wie: „Ja, ich habe studiert, bin gepriesen nach Portugal". Dasselbe gilt für die sogenannten schizophrenen Wortneubildungen, für Ausdrücke wie „Fahneneidsthora" oder „fröhliche Maikurenspaziergängebelegeeinkaufsgelegenheit" (Beispiele von EWALD). Ebenso ist es mit den „Entgleisungen" des schizophrenen Denkens, dem Abgleiten auf Nebengedanken, welche mit dem Hauptgedanken nur eine lose Beziehung haben (C. SCHNEIDER), wie z. B. „Heiden sind doch auch Fromme, die könnten doch das Wasser nicht herunterzaubern, in Afrika ist es doch so trocken" oder mit den „Auslassungen", die auf einer Unterbrechung des Gedankenganges, einer Lückenbildung in Satz und Gedanken beruhen, wobei die Lücke ebenfalls durch Nebengedanken ausgefüllt wird, z. B.: „Und da ganz willig, ja du lieber Gott, das läßt sich doch nicht ändern." Und schließlich gilt das gleiche auch für das sog. schizophrene „Faseln", wo Haupt- und Nebengedanken durcheinander gewürfelt werden: „wie ich das endlich von den das besonders glaube" oder: „Geheime Ausspiegelungsgesellschaft meuchelmörderischer Voltabetrieb, Ermordungserziehung, Religionsverstoß" oder: „Auf dem ersten Feiertag sprach eine Schrift als ganz besondere Überraschung, daß bei einer Nachmittagszusammenkunft eine familiäre Überraschung in der Ferne sich ergab" oder: „Mit der Kirch gerechnet erster Lauf die Schule, zweiter Lauf die Büsche mit Blüten". Und damit ist schließlich auch die sogenannte schizophrene Zerfahrenheit zwar unsinnig aber doch nicht unverständlich; denn analysiert man auf die gleiche Weise das Einschlaf- und Traumdenken, so findet man dort ganz ähnliche inhaltliche Zusammenhänge.

Nur die Motive sind unverständlich. Ein Stück lang lassen sie sich wohl oft auch verfolgen; so in einem Beispiel GRUHLES[2], wo die Bedeutung des Ausdrucks „gehabt moggel mals ein" mit „Kommunion" von einer Kranken folgendermaßen erklärt wird: „ko" = gho = geho (Dialekt) = gehabt; „mu" = („Muh" der Kuh, also = Kuh, diese heißt im Dialekt Moggel) = Moggel; „ni" : kommt meist vor mit „mals" zusammen als „niemals", folglich = mals; „on" : (französisch = un, also) = ein. Aber der Zusammenhang, der beim Traumdenken durch Rückgang auf die wachen Erlebnisse verständlich gemacht werden kann, bleibt hier unverständlich.

Auf die Erlebnis*art* passen unsere allgemeinen Begriffe aber nicht. Das Traumdenken z. B. ist Äußerung einer ganz anderen Erlebnisart als das ihm sehr ähnliche mit ihm sogar auch manche Formmomente gemeinsam enthaltende schizophrene Denken. So wird dieses z. B. wachend, jenes schlafend oder halb schlafend erlebt. In der *Erlebnisart* ist also das eigentliche Kriterium für das qualitativ abnorme psychische Phänomen, für die sogenannte krankhafte seelische Erscheinung zu suchen.

Auch beim Schwachsinn finden wir bei gewissen Schwachsinnigen besondere Formen oder Arten des Schwachsinns, die wir als Demenz bezeichnen und als Ausdruck eines krankhaften Prozesses ansehen. Der sog. angeborene (gemeint ist dabei der erbliche) Schwachsinn ist z. B. keine Krankheit, sondern nur „eine unterwertige Variante der menschlichen Persönlichkeit . . . die ihre Kennzeichnung von einem vorherrschenden Abmangel des Verstandes her enthält, wenn auch die Gesamt-

[1] SCHNEIDER, CARL: Die Psychologie der Schizophrenen. Leipzig 1930.
[2] BERZE u. GRUHLE: Psychol. d. Schizophrenie. Berlin 1929.

persönlichkeit des Schwachsinnigen nach der unterwertigen Seite hin abartig ist"[1]. Man spricht klinisch hier auch von einfachem oder unkompliziertem Schwachsinn, welcher keine Krankheit und auch keine Mißbildung ist, sondern eine Konstitutionsanomalie, und unterscheidet davon als besondere oder komplizierte Schwachsinnsformen solche, die auf eine entweder sehr frühzeitig, womöglich schon intrauterin entstandene „Demenz" zurückgehen, so daß diese Menschen u. U. bereits als Idioten zur Welt kommen, oder die auf eine Reihe von Erkrankungen des Zentralnervensystems oder des endokrinen Systems zurückzuführen sind wie z. B. die LITTLEsche Krankheit, die amaurotische Idiotie, die tuberöse Sklerose, die Mikroencephalie, der Kretinismus, die mongoloide Idiotie. — Bei gewissen Sinnestäuschungen finden wir eine besondere *Art* des Erlebens, die sie zu mehr macht als zu einer gewöhnlichen Täuschung, und die von einem besonderen Erleben („Stimmen"/„Visionen") Kunde gibt, das wir als Ausdruck eines krankhaften Prozesses ansehen.

Eine Kranke berichtete mir über derartige Erlebnisse folgendes: „Ich weiß nicht, wann ich zuerst mit großer Überraschung die Stimmen in mir hörte ... Es war gewaltig und sehr erschütternd. Ich kam mir vor, zum Resonanzboden der Stimmen gezwungen gewesen zu sein. In einer entsetzlichen Weise mußte ich mich dann mit den Stimmen befassen. Das war ein gräßlicher Kampf und mir so unheimlich ... Die Nächte waren schlimm. Man liegt wie in einem gläsernen, durchsichtigen Schlaf, in dem dauernd geredet wird. Ein Mensch, der sich im Kreise vieler anderer befindet, spricht in quälender Weise. Das ganze bisherige Leben wird beleuchtet, durchblättert ..., um Fehler und begangene Untaten zu entdecken. Die Stimmen fragen, man muß antworten, sich rechtfertigen. Sie sind ganz böse, möchten anklagen und töten. Ich frage, weshalb das alles? Sie sagen, es sei ihre nächtliche Unterhaltung. Ich möchte wissen, wer sich solche bösen Scherze macht. Ich gehe in Gedanken alle Menschen durch, die ich kenne ... Auch am Tage bleiben die bösen Stimmen in mir. Ich suche Schutz durch eine Meditation, die mir Hilfe ist in der Abschirmung gegen sie. Ich will die bösen Augen, die aus mir sehen, aber selbst vertreiben. Ich sehe jeden Schmutz an, damit sie es leid werden. Ich denke: einen Tag auf einem Misthaufen sitzen; bei dem Anblick und dem Geruch dazu möchten sie es leid werden und die Stimmen samt ihren Augen aus mir fortziehen." — Man sieht hier zugleich, wie solche unverständlichen abnormen Erlebnisse auch Motive zu (als Reaktion auf sie) *verständlichem* abnormem Verhalten werden können.

Wenn wir in solchen Fällen von krankhaften seelischen Erscheinungen sprechen, so ist dieser Ausdruck im Grunde aber doch ungenau. Gemeint ist nämlich garnicht, daß die *seelische* Erscheinung selbst krankhaft sei, sondern gemeint ist, daß ihr ein krankhafter Prozeß zugrunde liegt, der selbst nicht seelisch, sondern *körperlich* ist. Wir sprechen also im Grunde bloß von veränderten Erlebnisqualitäten und nennen sie krankhaft nur darum, weil wir uns in den uns

[1] LUXENBURGER: Handb. d. Geisteskrkh. v. BUMKE, Erg.-Bd. I. Berlin 1939.

dabei angehenden Fällen Veränderungen der Leiblichkeit zugrunde liegend denken, die wir im eigentlichen Sinne krankhaft nennen.

§ 36. „Krankheit ist immer körperlich".

Wir benutzen also in der Psychopathologie genau denselben Krankheitsbegriff wie die gesamte Medizin, für die *Krankheit ein körperliches Geschehen* ist. Einen Extrabegriff für die Geisteskrankheiten gibt es nicht, wenn es auch das Problem eines Grenzbegriffes der psychischen Erkrankungsform gibt, auf das wir im Folgenden noch ausführlicher einzugehen haben werden.

KURT SCHNEIDER hat für diesen Sachverhalt den kurzen und treffenden Satz geprägt: Krankheit ist immer körperlich; Krankheit gibt es nur im Leiblichen; krankhaft heißen wir seelisch Abnormes nur dann, wenn es von Krankheit verursacht ist. Und KURT SCHNEIDER betont auch, daß dieser Satz gleichsam vor dem Hintergrund eines „empirischen Dualismus" (Wechselwirkung) zu denken ist, wenn er richtig verstanden werden soll[1].

Ein krankhaftes psychisches Phänomen ist also das seelische Erscheinungsbild eines Lebensprozesses, der im Körper vor sich geht, und bei dem der Ablauf dieses leiblichen Prozesses in typischer, die Krankheit charakterisierender Weise verändert ist.

Wir möchten mit LUXENBURGER definieren: Unter einer psychischen Erkrankung, einer Psychose, versteht man „das psychische Bild einer typischen Änderung im Ablauf der Lebensvorgänge, die in Organen des Körpers vor sich gegangen ist, von denen das Seelenleben gesteuert wird". — Diese Organe können verschiedene sein, es braucht nicht unbedingt das Gehirn zu sein.

Vergegenwärtigt man sich die Zusammenhänge zwischen Körper, Seele und Geist[2], so kann man diese umschreibend etwa folgender-

[1] Vgl. dazu KURT SCHNEIDER: Der Krankheitsbegriff in der Psychiatrie. Mschr. Psychiatr. **49** (1921). — Die psychopathischen Persönlichkeiten, 1. Aufl. 1923, 9. Aufl. 1950, Wien. — Abnormität und Krankheit im Psychischen, Mschr. Kriminalpsychol. **20** (1929). — Zum Krankheitsbegriff in der Psychiatrie. Dtsch. med. Wschr. **1946**, 306 sowie Beiträge zur Psychiatrie 2. Aufl. Stuttgart **1948** S. 5ff. — Da der Satz: Krankheit ist stets körperlich, nur ein *Teil* der Definition von KURT SCHNEIDER ist (und zwar *der* Teil, den heute alle Psychiater anerkennen), gebe ich, um Mißverständnissen in bezug auf KURT SCHNEIDERS eigene Auffassung vorzubeugen, im folgenden (nach persönlicher Mitteilung von KURT SCHNEIDER) noch seine *ganze* Definition wieder. Sie lautet: (1) *Voraussetzung*: Die Sprache des „empirischen Dualismus" (Wechselwirkung). — (2) *Satz* („de fide"): Krankheit gibt es nur im Leiblichen. Krankhaft heißen wir seelisch Abnormes nur dann, wenn es von Krankheit verursacht ist. — (3) *Folgerung*: Es gibt also seelisch Abnormes als Krankheitsfolge und als bloße Variation. (Das eventuelle leibliche Korrelat dieser Variation wäre auch nur als Variation zu denken.)

[2] Vgl. dazu H. MÜLLER-SUUR: Über das Verhältnis der naturwissenschaft-

maßen kennzeichnen: Das Seelische erscheint in den Äußerungen des Körpers, das Geistige spiegelt sich im Seelischen. In einem Bilde läßt sich das weiter verdeutlichen: In einem spiegelklaren See spiegelt sich der Himmel. Er erscheint in der spiegelnden Oberfläche, wie er erscheinen würde, wenn man ihn direkt anschaute. Man kann sagen: Der Himmel erscheint, wie er ist, in der spiegelnden Oberfläche. Bewegt aber ein Windhauch die Oberfläche, so verschwindet plötzlich das Himmelsbild, und es erscheint das Wasser, in das man gesehen hat. Man merkt dann plötzlich: es ist ja garnicht der Himmel, den man gesehen hat, sondern es ist Wasser. Es ist aber damit zweierlei der Erscheinung verschwunden: der Himmel und die spiegelnde Oberfläche. Auch die spiegelglatte Oberfläche selbst kann einem nämlich als solche bewußt werden, wenn man weiß, daß sie einem den Himmel spiegelt. Der materielle Charakter kommt einem aber erst durch die Störungen des reinen Oberflächencharakters zum Bewußtsein. — Mit dem Vorbehalt des bildlichen Vergleichs kann man sich das Verhältnis vom Geistigen, das sich im Seelischen spiegelt, zum Körperlichen in dessen Äußerungen das Seelische erscheint, etwa so vorstellen. Das Erscheinen des Seelischen ist viel greifbarer als das des Geistigen, aber beide haben keinen derart direkt realen Wirklichkeitsbereich wie das greifbar Körperliche.

In die von uns im Kapitel IV (vgl. besonders § 21) gestreiften erkenntnistheoretischen Zusammenhänge würde sich dieser Sachverhalt etwa folgendermaßen hineinprojezieren lassen:

In den Vorstellungen, den repraesentationes, erscheinen (das heißt, werden repräsentiert) dem Vorstellenden einerseits die Dinge als Gegenstände der Vorstellung, andererseits aber auch das die Dinge vorstellende seelische Wesen, das Ich (als sog. phänomenales Ich) und zwar durch die Art wie die Vorstellungen selbst als seelische Äußerungen uns gegeben sind. Das, was das reale Ich und das reale Ding dabei verbindet, ist das sog. Geistige, ein überindividuelles, aber nur durch Individuelles erscheinendes Prinzip, welches also in dem vorstehend angeführten metaphorischen Bilde in bezug auf seine Wirksamkeit nicht adaequat getroffen wurde. Die Seele des Menschen als „res cogitans", als ein seiner selbst angesichts der Welt innewerdendes Individuelles, kann dies also nur durch das (überindividuelle, allgemeine) Geistige sein, was, sich in ihr spiegelnd, in ihr wirkt. Die Seinsart dieses (seelischen) Individuellen ist unkörperlich, unausgedehnt. Der Körper oder besser: der Leib ist dagegen das ausgedehnte, aus körperlich Individuellem bestehende Substrat, das der gleichsam nulldimensionalen seelischen „Substanz" zur Erscheinung dient und mit ihr eine höhere Ein-

lichen und der geisteswissenschaftlichen Betrachtungsweise in der medizinischen Psychologie, Nervenarzt **1947**.

heit bildet. Die Einheit von Seele und Leib ist somit nach unserer Auffassung nicht primär vom Körperlichen abhängig. Solange der Leib beseelt ist, solange er lebt, können die körperlichen Störungen der Einheitlichkeit, welche wir Krankheiten nennen, sogar durch seelische Gegenwirkungen ausgeglichen, wenn nicht behoben werden; dauernde Störungen der Einheitlichkeit können daher wohl das seelische Sein im Sinne des quantitativ Abnormen verändern, z. B. in den schizophrenen Verblödungszuständen, indem sie es zwingen, dauernd unter veränderten Bedingungen zu leben, nicht aber können sie es qualitativ verändern.

Daraus ergibt sich, daß auch die Gesundheit kein körperlich definierbares Phänomen ist. Der Arzt kann immer nur sagen, Gesundheit ist Freisein von Krankheiten. Das trifft aber nicht das positive Wesen der Gesundheit. Und es ist auch etwas ganz anderes, wenn man sagt, Krankheit ist Fehlen von Gesundheit, wenn man also die Krankheit sozusagen negativ definiert, wie das der nicht-medizinische Wertbegriff der Krankheit tut. Der medizinische Krankheitsbegriff beruht demgegenüber auf der positiven Feststellung gewisser unmittelbar gegebener Tatbestände und Prozesse, die sich direkt als Krankheiten darstellen. Gesundheit ist also nicht gradmäßig von Krankheit unterschieden, sondern sie ist von anderer Art, etwas qualitativ anderes als Krankheit. Man kann daher wohl sagen: Krankheit ist, positiv definiert, immer körperlich (leiblich) und Gesundheit ist, positiv definiert, immer geistig (seelisch), um die qualitative Verschiedenheit dieser beiden Geschehensweisen zu treffen. Man kann aber nicht sagen, Krankheit *ist* ein abnormer Zustand von Gesundheit (wenn man unter „abnorm" quantitativ abnorm im eigentlichen Sinne versteht), sondern man muß sagen: Krankheit *führt* zu einem abnormen Zustand von Gesundheit, der es uns ermöglicht, gewisse Krankheits*bilder* zu erkennen (z.B. bei einer progressiven Paralyse neurasthenische, manische, schizophrene Bilder). In diesem Sinne kann man auch dem weiteren, was LUXENBURGER in dem zitierten Zusammenhang ausführt, zustimmen. Nämlich:

„Die Seele kann nie erkranken, betrachten wir sie nun als eine Lebensäußerung des Körpers oder als ein von ihm unabhängiges geistiges Wesen. Denn nicht die Lebensäußerung des Körpers erkrankt, sondern nur der Körper selbst, und etwas Geistiges ist seinem Wesen nach den Gesetzen des Lebens nicht unterworfen, also auch nicht jener Änderung im Ablauf der Lebensvorgänge, als welche man eine Krankheit zu begreifen hat. Jeder geistigen Erkrankung muß somit eine körperliche zugrunde liegen, jeder Psychose eine Somatose. Das ist eine Feststellung von apriorischer Notwendigkeit, die an sich eines empirischen Beweises nicht bedarf."

Auch wenn man aber nun auf Grund der Kenntnis der empirischen psychischen Gegebenheiten bei der differenzierten Normfeststellung gezwungen ist, die Unmöglichkeit der Erfüllung der Normforderung anzunehmen, muß man auf einen außerpsychischen Faktor als Grund und Ursache für diese Unmöglichkeit schließen; und den nennt man krankhaft, wenn diese Ursache körperlicher Natur ist. Auch hier, vom Empirischen aus, stellt sich die Sache also ebenso dar:

Krankheit ist eine Ursache der Unmöglichkeit, die individuelle und die allgemeine, kollektive Normforderung zu erfüllen; diese Ursache ist eine außerpsychische, dem Willen entzogen und liegt in der Körperlichkeit. Krankheit ist auch von diesem Gesichtspunkt aus stets körperlich.

§ 37. Der Grenzbegriff der seelischen Krankheit (Die Frage des „psychischen Prozesses" JASPERS).

Diese Unmöglichkeit der Erfüllung der Normforderung, welche auf einen außerpsychischen Faktor führt, den wir (körperliche) Krankheit nennen, ist nun, wie schon gesagt, aber nicht dasselbe wie ein qualitativ abnormes (krankhaftes) psychisches Phänomen:

Ein „krankhaftes" psychisches Phänomen weist als Einzelerscheinung auf eine körperliche Veränderung hin. Die Unmöglichkeit der Erfüllung der Normforderung ist aber etwas viel Komplizierteres als ein einzelnes psychisches Phänomen: sie geht auch weder auf die Vorstellung eines einzelnen krankhaften psychischen Phänomens (eines Symptoms) zurück, noch auch auf eine einzelne Gruppe von solchen (einen Symptomenkomplex oder ein Syndrom), sondern sie beruht auf der Vorstellung einer Reihe von psychischen Phänomenen (Symptomen) oder Phänomengruppen (Syndromen) in einem zeitlichen Prozeß.

Erst eine solche Reihe von krankhaften psychischen Phänomenen oder Phänomengruppen nennen wir Krankheit. Wir unterscheiden verschiedene typische Reihen von krankhaften psychischen Phänomenen und benennen solche Reihen je nach ihrem Typus. So sprechen wir z. B. von Halluzinosen bei Reihen mehr isolierterer Symptome bestimmter Sinnestäuschungen, von „organischen Reaktionsformen" oder symptomatischen Psychosen bei Reihen von bestimmten Symptomenkomplexen in denen neben Halluzinationen noch Bewußtseinstrübung, delirante Verwirrtheit, sog. Amentia und amnestische Symptome enthalten sind. Diesen Reihen wissen wir in der Mehrzahl der Fälle bestimmte körperliche Grundvorgänge zuzuordnen und benennen dann die Krankheit nach diesen körperlichen Grundvorgängen: also z. B. Alkoholhalluzinose, Basedowpsychose, progressive Paralyse usw. Soweit wir diese Grundvorgänge dann auch durch direkte körperliche Symptome, also in ihrem körperlichen Geschehen in sich selbst nachweisen können, sprechen wir von hirnorganischen oder anderen organischen Prozessen und deren psychischen Erscheinungen. Soweit wir noch nichts über die Art der organischen Grundvorgänge wissen, sprechen wir von „psychischen Prozessen"[1].

„Psychische Prozesse" sind Vorgänge, die psychologisch-typologischen Diagnosen (wie Schizophrenie, manisch-depressives Irresein, Paranoia u. a.) zugrunde liegend gedacht werden, — Diagnosen, welche also als Begriff die noch nicht verifizierbare Annahme eines organischen (körperlichen) Grundgeschehens ausdrücken. Man kann auch sagen, „psychische Prozesse" sind Psychosen mit noch unbekannter Somatose. Der Begriff des „psychischen Prozesses" ist also ein heuristischer Begriff, der in dem Augenblick aufgelöst wird, wo das ihm entsprechende Körpergeschehen gefunden ist. Für die klinische Krankheitslehre muß man sich jedoch darüber klar sein, daß man mit der Diagnose eines „psychischen Prozesses" nur eine notwendige, aber noch keine hinreichende Bedingung für die Annahme einer organischen Krankheit ermittelt hat. Typische Reihen qualitativ abnormer psychischer Phänomene sind dabei allerdings ein großer Wahrscheinlichkeitsfaktor für entsprechende typische Änderungen im Ablauf der organisch-körperlichen Lebensvorgänge.

Man hat nun aber gefunden, daß die „psychischen Prozesse" nicht bloß durch ihre Elemente, die einzelnen krankhaften psychischen Phänomene (Symptome) oder Phänomengruppen (Syndrome), sondern auch durch deren Zusammenhang charakterisiert werden können. Schon JASPERS hat betont, daß man bei den eigentlichen „psychischen Prozessen", d. h. den Prozeßpsychosen ohne nachweisbare organische Unterlage, je mehr man sich in sie vertieft, desto mehr verständliche Zusammenhänge feststellen kann. Das heißt, daß man sie viel weitgehender als verständlich aus Seelischem hervorgegangen begreifen kann als die organischen Prozesse, bei denen eine solche Kontinuität von verständlichen seelischen Zusammenhängen in der Regel viel seltener zu finden ist, bei denen man vielmehr in bezug auf diesen seelischen Zusammenhang meist einen relativ wahllos zufälligen Verlauf findet. So kann man z. B. bei den „psychischen Prozessen" nach deren psychologischen Verlaufsformen eine Reihe von Untertypen unterscheiden wie etwa die katatonen, hebephrenen und paranoiden schizophrenen Prozesse, und bei den letzteren noch wieder Untergruppen besonderer Art wie etwa den sensitiven Beziehungswahn u. a. je nach den von der Krankheit befallenen Persönlichkeiten. Man findet bei dieser Betrachtung des Prozesses nach dem seelischen *Zusammenhang* der Elemente — und nicht nach den Elementen, den krankhaften psychischen Phänomenen selbst, daß die psychischen „Prozesse" sich gegen-

[1] Vgl. K. JASPERS: Allgemeine Psychopathologie. 3. Aufl., S. 316. (1923); 4. Aufl., S. 372, 581, 590 (1946); Berlin: Springer.

über der „Entwicklung“ einer Persönlichkeit u. U. nur durch einen Knick in der Entwicklungslinie unterscheiden, d. h. also nur durch ein Abweichen der Richtung der Entwicklung von einem bestimmten Zeitpunkt ab. Man muß die „psychischen Prozesse“ also erstens durch ihre psychologische Kontinuität von den *organischen Prozessen* abgrenzen, und zweitens müssen sie durch ihre psychologische Diskontinuität von den *Persönlichkeitsentwicklungen* abgegrenzt werden. Das heißt aber, sie stehen auf der Grenze von eigentlichen (organischen) „Prozessen“ und von kontinuierlichen Persönlichkeitsentwicklungen.

Abweichungen von der normalen Entwicklungsrichtung einer Persönlichkeit, die an einem bestimmten Zeitpunkt diskontinuierlich durch einen Sprung in eine andere Entwicklungsrichtung einsetzen, als welche also vom Gesichtspunkt der Entwicklung aus die „psychischen Prozesse“ erscheinen, sind also gekennzeichnet: erstens durch diesen Knick in der Entwicklungslinie und zweitens durch ein Nicht-zurückbiegen der Abweichung von der Entwicklungsrichtung in die Richtung der Norm. In gewissen Fällen hochgradiger Abweichung der Entwicklungsrichtung zu gewissen typischen Endstadien, in denen dann jede Entwicklung aufhört, nennen wir die Prozesse Verblödungsprozesse.

Die schizophrenen Endzustände stellen die Ergebnisse solcher psychischen Verblödungsprozesse des schizophrenen Typus dar. Es gibt aber auch Krankheitsverläufe des manisch-depressiven Typus, die ganz parallel zu den schizophrenen Verblödungsprozessen entweder in chronisch-manische oder depressive Endzustände mit nur seltenen depressiven oder manischen Schwankungen oder in einen fast ununterbrochenen phasenhaften Dauerzustand mit nur seltenen, ganz kurzen freien Intervallen übergehen und die wohl mit einem gewissen Recht als manisch-depressives *Irresein* bezeichnet werden können. Diese Fälle sind allerdings (ebenso wie die richtigen schizophrenen Verblödungen) weniger in den Kliniken als in den Irrenanstalten zu finden. U. E. wird ihnen für die klinische Systematik oft nicht genügend Beachtung geschenkt; oft begnügt man sich ihnen gegenüber mit dem fragwürdigen Begriff der Degenerationspsychosen.

Ist es also mit diesem (aus dem seelischen Zusammenhang abgeleiteten) Begriff des „psychischen Prozesses“ u.U. schwierig, schizophrene und manisch-depressive Psychosen streng voneinander zu trennen, ohne die *Elemente* des Prozesses zu berücksichtigen (chronisch-manische Endzustände wären z. B. Prozesse, in denen keine qualitativ abnormen Elemente nachweisbar sind), so ist die Abgrenzung des „Prozesses“ von der „Entwicklung einer Persönlichkeit“ in vielen Fällen ebenfalls nicht streng möglich; denn in manchen Fällen ist die hierzu geforderte Diskontinuität der Entwicklungslinie nicht aufzufinden, der Knick wird vermißt, und in anderen Fällen ist es, je genauer man den Vorgang des „Knicks“ analysiert, desto schwieriger, den geforderten Sprung noch zu finden. Und endlich lassen sich viele „Prozesse“ nicht durch ein Verblödungs- oder Endstadium, sondern nur durch eine konstante Abweichung der Entwicklungsrichtung definieren (z. B. die Paranoia), und damit läßt sich also in all diesen Fällen die Frage nicht sicher beantworten, ob diese Prozesse normale Entwicklungen abnormer Persönlichkeiten oder krankhafte Veränderungen sind. JASPERS hat daher den Begriff des psychischen Prozesses als einen *Grenzbegriff* zwischen dem Begriff des organischen Prozesses und dem Begriff der Entwicklung einer Persönlichkeit bezeichnet[1].

Betrachtet man nun den psychischen Krankheitsbegriff etwas genauer, so findet man, daß auch er ein solcher Grenzbegriff ist. Es folgt dies nach meiner Meinung auch aus dem, was KURT SCHNEIDER zur Charakterisierung des Krankheitsbegriffs in der Psychiatrie schreibt[2]. Krankheit ist wohl immer körperlich, also ein organischer Prozeß; es gibt aber Krankheiten mit nur psychischer Symptomatik und noch unbekanntem körperlichen Grundgeschehen, also „psychische Prozesse"; und es gibt — wenn auch selten — Übergänge zwischen diesen Krankheiten mit nur psychischer Symptomatik und normalen und abnormen Persönlichkeiten, also zwischen „psychischen Prozessen" und Persönlichkeitsentwicklungen.

Wie es nun zum Wesen der Grenze gehört, Grenze zwischen verschiedenen Gebieten zu sein, so auch zur Bestimmung des Grenzbegriffs, daß er von verschiedenen Seiten her festgelegt werden muß. Grenzbegriffe, deren Auflösung vorgenommen werden soll — wie es gewiß gefordert werden kann — müssen daher durch *Einengung von verschiedenen Seiten her* aufgelöst werden. Auf die Grenzbegriffe trifft ja zu, was für jede denkbare Grenze überhaupt gilt; sie ist in zweierlei Weise bestimmt: einmal als infinitesimaler Übergang zwischen einem Bereich diesseits und einem Bereich jenseits der Grenze und das andere Mal als Grenze selbst, die übersprungen werden muß. Darüber jedoch, daß dieser „wirkliche" zu überspringende Grenzbereich soweit als möglich einzuengen ist, sind sich alle, ob sie nun die Grenze selbst als Übergang auffassen oder nicht, einig. Und ebenso kann kein Zwei-

[1] Mit dieser Definition von JASPERS steht nicht (wie häufig fälschlich angenommen wird) im Widerspruch, daß jede „Entwicklung" auch als „Prozess" im weiteren Sinne aufgefaßt werden kann. Der „psychische Prozeß" im Sinne von JASPERS ist vielmehr nur als eine besondere Prozeßform anzusehen, die zwischen organischen Prozessen und seelischen Prozessen im weiteren Sinne liegt.

[2] Vgl. KURT SCHNEIDER: Zum Krankheitsbegriff in der Psychiatrie. Dtsch. med. Wschr. **1946**, 306. Daß KURT SCHNEIDER diese Konsequenz nicht zieht, liegt vielleicht daran, daß bei seiner Auffassung des „empirischen Dualismus" der Ton sehr stark auf der Trennung von Leib und Seele liegt, so daß darüber der Zusammenhang, der die Wechselwirkung doch erst möglich macht, in den Hintergrund tritt. Mit dem tatsächlichen Zusammenhang von Leib und Seele, der empirisch ebenso aufdringlich ist wie deren Trennung, bekommt das hier behandelte Problem aber seine praktische Bedeutung.

fel darüber bestehen, daß diese Einengung nicht von einer Seite allein aus möglich ist. Denn Einengung muß wohl unterschieden werden von Verschiebung. Eine Verschiebung findet immer von einer Seite aus statt. Durch die Verschiebung wird aber die Grenze selbst weder aufgelöst noch eingeengt.

Es ist wichtig, sich das klar vor Augen zu halten, um nicht der Täuschung zu verfallen, die Einengung der Grenze mit der Erweiterung nur *eines* der beiden Grenzgebiete geleistet zu haben. Das gilt es auch zu beachten bei den Versuchen, die Grenzbegriffe des „psychischen Prozesses" oder der psychischen Krankheit aufzulösen; sonst kommt es statt zur Auflösung oder Einengung des Grenzbegriffs nur zu Verschiebungen von dessen Sinn. Das Phänomen, auf das der Grenzbegriff hinweist, wird auf diese Weise natürlich nicht aus der Welt geschafft, sondern nur übersehen! Solche Sinnverschiebungen sind sowohl beim Begriff des „psychischen Prozesses" wie auch bei dem psychiatrischen Krankheitsbegriff immer wieder vorgekommen. Es stehen sich dabei einmal eine Verschiebung ins rein Körperliche und andererseits eine Verschiebung ins rein Seelische gegenüber.

So wandte sich EWALD[1] gegen die praktische Brauchbarkeit des Prozeßbegriffes und wollte „organische" und „psychische" Prozesse zusammen als „Defektpsychosen" den „nicht zum Defekt führenden Psychosen (im wesentlichen die Affektpsychosen, manisch-depressive und psychogene Erkrankungen, auch die reine Paranoia, z. T. sich deckend mit JASPERS Phasen, Perioden und Anfällen) gegenüberstellen". — Doch wandte sich EWALDS Kritik des Prozeßbegriffs mehr gegen einen Gebrauch des Terminus „Prozeß", der sich nicht an die vorsichtige Begriffsbestimmung von JASPERS hält, sondern einerseits nur „psychische Prozesse" als Prozesse bezeichnet, andererseits vorschnell den Grenzbegriffcharakter des „psychischen Prozesses" aufgegeben hat und den Ausdruck (einseitig) als Gattungsbegriff gebraucht, was JASPERS ausdrücklich ablehnt. Gegenüber diesem Mißbrauch des Prozeßbegriffes ist EWALD zuzustimmen, wenn er dafür den Ausdruck „Defektpsychose" setzen will; diese Terminologie ist für praktisch-klinische Alltagszwecke eindeutiger und klarer. Gegen JASPERS selbst richtete sich EWALD nicht.

Wir folgen hier JASPERS, da uns dessen Prozeßbegriff klarer unser Wissen und Nichtwissen zum Ausdruck zu bringen scheint. EWALDS „Defektpsychose" ist in dieser Ausdrucksweise gleichbedeutend mit „Verblödungsprozeß". Wir halten es aber für richtig, „organische" Verblödungsprozesse (mit nachweisbaren körperlichen Unterlagen) und „psychische" Verblödungsprozesse (ohne nachweisbare körperliche Unterlagen, also z. B. die „Schizophrenie" im meist üblichen Sinne des Wortes) zu unterscheiden, und nicht exogene und endogene Defektpsychosen. Denn das Wort „endogen" enthält schon wieder mehr als zur abgrenzenden Beschreibung allein unbedingt nötig ist, nämlich die Annahme des Konstitutionsfaktors, und führt sogleich zu der Frage, wie sich denn nun eine bloß abnorme von einer krankhaften Konstitution unterscheidet. Diese Terminologie würde also nur eine scheinbare Klärung bringen; sie schiebt nur die Grundunterscheidung um einen Schritt zurück (nämlich in die Konstitutionsfrage), sie kann daher bei unvorsich-

[1] EWALD, G.: Über Prozeß und Entwicklung. Zbl. Neur. **40**, 664 (1925).

tiger Verwendung zu noch größeren und schwieriger aufzudeckenden Mißverständnissen führen als die Unterscheidung von „organischen“ und „psychischen“ Prozessen im Sinne von JASPERS. —

Wir haben also einerseits zu beachten, daß der Begriff der psychischen Krankheit nicht einfach dem der körperlichen Krankheit gleichgesetzt werden kann, — ebensowenig wie der Begriff des „psychischen Prozesses“ mit dem des organischen Prozesses, — andererseits aber auch, daß der Begriff der psychischen Krankheit nicht von dem der körperlichen Krankheit gelöst und als selbständiges psychisches Geschehen allein betrachtet werden kann. Täte man das erste, so könnte man keine „psychischen Prozesse“ als Krankheiten anerkennen, und es dürften z. B. Schizophrenie, manisch-depressives Irresein, Paranoia u. a. nicht als Krankheiten bezeichnet werden; täte man das andere, so würden z. B. Neurosen und seelische Erlebnisreaktionen mit ebensolchem Recht Krankheiten zu nennen sein wie Schizophrenien und andere „psychische Prozesse“.

Um sich vor solchen Verschiebungen des Begriffs zu schützen, lohnt es sich, die Unterschiede zwischen den Grenzbereichen in möglichst vielen Einzelheiten, das heißt, so deutlich wie möglich zu bestimmen. Wir wollen deshalb versuchen, mit zwei Kriterien, die sich aus der Normanalyse ergeben, zu dieser Verdeutlichung beizutragen. Das eine Kriterium ist das des qualitativ Abnormen, das andere das der Unmöglichkeit der Erfüllung der Normforderung.

Man kann nämlich finden, daß die psychische und die körperliche Krankheit sich durch die Stelle unterscheiden, an der das qualitativ Abnorme jedesmal vorkommt. Jede Krankheit stellt, wie wir aus unserer von den krankhaften psychischen Phänomenen ausgegangenen Überlegung wohl verallgemeinern dürfen, eine typische Reihe von abnormen Zuständen dar: ist also charakterisiert durch Zustände und Verlauf (Elemente und Zusammenhang). Der Begriff der *psychischen* Krankheit, soweit er nicht in dem der körperlichen Krankheit aufgeht, ist nun charakterisiert durch die krankhaften psychischen Zustände, das heißt *qualitativ* abnormen psychischen Phänomene, als Elemente in einem Zusammenhang, der darum als solcher selbst noch nicht ohne weiteres in seiner Art verändert zu sein braucht. Es können in einem mehr oder weniger normalen Zusammenhang qualitativ abnorme Elemente auftreten, die also im Grunde da nicht hereinpassen, ohne daß damit der Zusammenhang als solcher schon gesprengt und in seinem Verlauf wie auch in seiner Richtung oder in seinem „Sinn“ *so* verändert werden müßte, daß er „unverständlich“, das heißt aber in unserer Ausdrucksweise: „qualitativ abnorm“ sein müßte. Und dies ist ja bei *den* Krankheitsformen der Fall, die als „psychische Krankheiten“ im eigentlichen Sinne zu bezeichnen sind: Die Elemente sind krankhaft, der Zusammenhang ist „bloß" abnorm; es findet bloß eine gradmäßige Richtungsänderung der Persönlichkeitsentwicklung statt, obwohl qualitativ abnorme psychische Phänomene in dieser Entwicklung auftreten; die „Sinngesetzlichkeit" ist noch nicht zerrissen. Also kann man die psychische Krankheit ansehen als durch qualitativ abnorme Zustände und gradmäßig abnormen Verlauf charakterisiert: Das krankhafte psychische Phänomen ist, wie wir sahen, nicht als aus Seelischem hervorgegangen zu verstehen, der Verlauf jedoch ist weitgehend seelisch verständlich.

Der Begriff der *körperlichen* Krankheit dagegen ist charakterisiert durch Veränderungen der Organbeschaffenheiten, welche als gradmäßige körperliche Abnormitäten aufzufassen sind (selbst die sog. Neubildungen bringen ja körperlich nichts qualitativ Neues) und durch die dadurch bedingten typischen Änderungen der Tätigkeit des Organs, das heißt also durch quantitativ abnorme körperliche Phänomene und außerdem durch ebenfalls als quantitative Abnormitäten faßbare typische Richtungsänderungen im Ablauf der Lebensvorgänge. Die körperliche Krankheit ist also durch quantitativ abnorme Zustände bei auch quantitativ abnormem Verlauf charakterisiert. Treten jedoch im Verlauf der körperlichen Krankheit Änderungen auf, die auf die Annahme eines neuen Faktors führen, zeigen sich also z. T. atypische Krankheitsverläufe, und ist dieser Faktor nicht in außerkörperlichen Geschehnissen im eigentlichen Sinne: also in solchen räumlich außerhalb des Körpers, zu ermitteln, so wird man immer mit einem von der körperlichen Dimension aus *qualitativ* abnormen, das heißt psychischen Faktor für den atypischen Verlauf zu rechnen haben. Man weiß: psychische Einflüsse (willkürliche oder unwillkürliche) wirken mitbestimmend auf den Verlauf körperlicher Krankheiten. Da nun, wenn man genau hinsieht, auch nach Ausschluß aller exogenen Faktoren, überhaupt keine Krankheit — auch keine körperliche — ganz typisch verläuft, so ist der psychische Faktor also wohl immer, wenn auch meist praktisch verschwindend gering, mit im Spiel. Es ist daher sogar eine ernsthafte Frage der Somatiker, die aber nicht mehr in unseren Untersuchungsbereich über das psychische Abnorme gehört, wieweit überhaupt der körperliche Krankheitsbegriff ohne Inanspruchnahme abnormen psychischen, das heißt vom Körperlichen aus gesehen qualitativ abnormen körperlichen Geschehens definierbar ist[1].

Es zeigt sich also: das Krankheitskriterium liegt, soweit überhaupt ein psychischer Krankheitsbegriff seinen begrenzten Sinn hat — und er hat das nur im Sinne des „psychischen Prozesses" — in der psychischen Symptomatik, und die Symptome, welche als Krankheits-

[1] Vgl. dazu das nächste (VIII.) Kapitel, besonders S. 92 f.

kriterien anzusprechen sind, sind qualitativ abnorme, das heißt auf Körperliches hinweisende, sog. krankhafte psychische Phänomene. Nur wenn der psychische Prozeß auf qualitativ abnormen (krankhaften) psychischen Phänomenen als Elementen beruht, darf er als eigentlich krankhaft angesprochen werden, das heißt, nur dann ist die Annahme einer psychischen Erkrankung berechtigt. Begrenzungen der Entwicklungsmöglichkeiten und auch irreversible Abweichungen von der Persönlichkeitsnorm durch andere zusätzliche Determinationen, wie vom Psychischen aus gesehen „äußere" Geschehnisse im Körper (also z. B. ein chronisches Körperleiden als solches) oder durch dauernde Änderungen der Milieuverhältnisse oder durch den ganzen Menschen verwandelnde Erlebnisse (wie z. B. das Bekehrungserlebnis), können nicht als krankhaftes (das heißt qualitativ abnormes) sondern nur als abnormes (das heißt gradmäßig, quantitativ abnormes) seelisches Geschehen bezeichnet werden. — Vorübergehende krankhafte psychische Veränderungen aber sind ohne weiteres auch noch keine eigentlichen „psychischen Prozesse", sondern sie sind es erst dann, wenn durch sie die Möglichkeit, die alte Persönlichkeitsnorm zu erreichen, auch bei der Annahme intensiven persönlichen Strebens ausgeschlossen ist. Das heißt also: „psychische Prozesse", und damit seelische Krankheiten im engeren Sinne, sind noch nicht allein mit dem Auftreten krankhafter psychischer Symptome (qualitativ abnormer psychischer Phänomene) gegeben, sondern erst dann, wenn, wie man sagt: die „Persönlichkeit" des Kranken verändert ist und wenn diese Veränderung auf krankhafte Erlebnisse zurückgeht, das heißt auf Erlebnisse, die Ausdruck qualitativ abnormer psychischer Phänomene sind. Und damit werden wir auf unser anderes Kriterium, das der Unmöglichkeit der Erfüllung der Normforderung geführt, welches eine weitere Abgrenzung des Prozesses, und zwar nun von der Seite der Entwicklung her, also im Bereich des gradmäßigen, quantitativ Abnormen ermöglicht.

Wir haben gesehen, daß krankhafte psychische Phänomene erst in Form typischer Reihen Krankheiten genannt werden können und daß der Verlauf dieser Reihen weniger nach seinem Zusammenhang als nach seinem Ausgang, neben krankhaften psychischen Phänomenen als weiteres Krankheitskriterium, für den speziellen Grenzbegriff des „psychischen Prozesses" in Frage kam. Damit stoßen wir direkt auf die Frage der Unmöglichkeit der Erfüllung der Normforderung als Kranheits- oder Prozeßkriterium, denn dies Kriterium bezieht sich ja nicht auf den Zusammenhang des Verlaufs, sondern auf dessen Richtung, und es geht hinaus über die Unterscheidung von verschiedenen typischen Endstadien; es ist ein diesen allen gemeinsames Charakteristikum.

Die Normforderung ist, wie wir gesehen haben, kein eindeutiger Begriff, sondern er enthält zwei wichtige Differenzen: die kollektive und die individuelle Normforderung, die sich dann noch wieder in je zwei weitere Differenzen gliedern: die kollektive und die individuelle Seinsnorm einerseits und die kollektive und die individuelle Werdensnorm andererseits. Nach diesen verschiedenen Differenzen wäre also nun das Kriterium der Unmöglichkeit der Normforderung zu unterscheiden[1].

Das Ineinandergreifen der beiden Normbegriffe, welche das Minimum und das Maximum einer Norm bestimmen, haben wir in Kapitel V (§ 24 bis § 28) verfolgt. Das denkbare Minimum einer Normforderung ist danach der kollektive Seinsnormwert, erweitert durch den individuellen Seinsnormwert. Verschwindet dabei der individuelle Seinsnormwert, das heißt, unterscheidet er sich nicht von dem kollektiven Seinsnormwert, so wäre allein der kollektive Seinsnormwert als mindeste denkbare Normforderung übrig. Dieser Fall tangiert das Problem unserer vorliegenden Grenzbestimmung nicht, da die Individualität des Betroffenen hierbei noch gar keine Rolle spielt. Er beträfe z. B. Idioten gleich welcher Genese, verblödete Paralytiker ebenso wie verblödete Schizophrene, bei denen alles Individuelle ausgelöscht ist; aber auch schwer körperlich Verkrüppelte und schließlich auch solche, die z. B. wegen einer Lungenentzündung vorübergehend unfähig sind die denkbare kollektive Seinsnorm zu erfüllen.

Auch der zweite mögliche Fall, in dem eine denkbare individuelle Seinsnorm nicht erfüllt werden kann, obwohl die kollektive Seinsnorm erfüllt wird, der also den Typus des reinen Massenmenschen darstellen würde, ist belanglos für die Frage der Bestimmung des psychischen Prozesses. Dieser Fall würde jemanden betreffen, der willenlos, dauernd oder vorübergehend zu überhaupt keinem Eigenleben fähig ist, wie wir es z. B. bei gewissen organischen Dämmerzuständen, bei Stuporen, bei Commotionspsychosen mit amnestischer Symptomatik sehen, wo die betroffenen Menschen automatenhaft und kritiklos suggestibel sein können.

Die an der unteren Grenze der Möglichkeiten für eine Entwicklung orientierte Norm hatten wir der kollektiven und der individuellen Seinsnorm gegenüber als Kollektivnorm im eigentlichen Sinne bezeichnet (vgl. oben § 28 S. 56 und 57). Sie betrifft einen im Hinblick auf ein Kollektiv blind sich entwickelnden Menschen. Auch wer unfähig ist, diese eigentliche Kollektivnorm zu erfüllen, kann für das Vorkommen eines psychischen Prozesses noch nicht in Frage kommen,

[1] Vgl. zum folgenden auch die tabellarische Übersicht über die Differenzen des psychischen Normbegriffs (S. 145).

da ja erst mit der Erfüllung dieser eigentlichen Kollektivnorm die Möglichkeit eines psychischen Prozesses gegeben ist.

Erst mit dieser, der Erfüllung der eigentlichen Kollektivnorm, und der damit gegebenen Erfüllung der individuellen Seinsnorm ist die Möglichkeit einer individuellen Entwicklung und damit auch die Beziehung zur Frage eines psychischen Prozesses gegeben. Die „Entwicklung“ wie auch der „Prozeß“ sind also nicht an der eigentlichen Kollektivnorm orientiert, sondern an der eigentlichen Individualnorm. Das Gegebensein der eigentlichen Kollektivnorm ist nur eine Vorbedingung, die erfüllt sein muß, damit überhaupt von „psychischer Entwicklung“ und „psychischem Prozeß“ die Rede sein kann. Die Unterscheidung von „Entwicklung“ und „Prozeß“ muß sich daher am Kriterium der eigentlichen Individualnorm vollziehen.

Die eigentliche Individualnorm ist die durch die kollektive Werdensnorm begrenzte individuelle Werdensnorm (vgl. § 28 S. 57f). Sie kann also nur erfüllt werden, wenn die individuelle Werdensnorm erfüllt werden kann. Die individuelle Werdensnorm ist das Ziel, auf das die Entwicklung des isoliert und unbeeinflußt gedachten Einzelwesens hinläuft. Dies Ziel ist nicht in der gleichen Weise wirklich wie die individuelle Seinsnorm, sondern es ist nur möglich und nicht einmal wahrscheinlich (vgl. § 27 und § 28). Seine Möglichkeit ist aber Voraussetzung für die eigentliche Individualnorm, der dann erst Wahrscheinlichkeitswert zukommt, wenn die Möglichkeit der individuellen Werdensnorm nicht verneint werden kann, das heißt, wenn es (als Abstraktion) denkbar ist, daß sich das betreffende Individuum auch als Einzelnes, abgesehen von allen Bezügen zum Kollektiv, spontan und selbständig entwickeln könnte. Die Unmöglichkeit der individuellen Werdensnorm begreift daher auch die Unmöglichkeit der eigentlichen Individualnorm mit ein.

Wem die Möglichkeit einer individuellen Werdensnorm fehlt, der ist entweder ein dauernd gleichbleibendes, nicht entwicklungsfähiges Einzelwesen, oder er ist nach vorübergehender Entwicklung zu einem solchen geworden. Das erstere kommt für die uns beschäftigende Frage wieder nicht in Betracht, es würde schwere angeborene Entwicklungshemmungen betreffen, wie sie wohl nur Idioten zeigen. Wohl aber betrifft das andere unser Problem.

Wer die Möglichkeit einer individuellen Werdensnorm verliert, dessen Weiterentwicklung ist unmöglich geworden; dies ist der Fall bei den typischen Endzuständen, den stationären psychischen Defekten, die sich nicht mehr ändern, also bei allen exogenen und endogenen Verblödungszuständen, welche wohl noch ein eigenes Gesicht, aber kein eigenes Leben mehr haben: wie z. B. manche malariabehandelte

Paralytiker und nicht völlig zerfallene, vor allem sog. paraphrene Schizophrene, aber auch senil Demente[1].

Bei erhaltener Entwicklungsfähigkeit kann nun der Fall eintreten, daß man die Möglichkeit seiner bisherigen individuellen Werdensnorm verliert und nicht wiedererreichen kann, daß also, bei vorhandener Möglichkeit einer individuellen Werdensnorm überhaupt, die Unmöglichkeit der *Erfüllung* der individuellen Werdensnorm vorliegt. Dann kann u. U. eine andere, neue Werdensnorm an Stelle der alten treten und der ganze Mensch verändert sein. Diese erhaltene Entwicklungsfähigkeit bei der Unmöglichkeit der Erfüllung der individuellen Werdensnorm charakterisiert nun den psychischen Prozeß im eigentlichen Sinne. Dabei bleibt es entweder, wie z. B. bei der echten Zwangskrankheit und bei der eigentlichen Paranoia, nur bei der Unmöglichkeit der Erfüllung der individuellen Werdensnorm: es kann die alte individuelle Werdensnorm nicht mehr erreicht werden, es wird aber zäh an ihr festgehalten trotz des Unvermögens, sie noch zu erreichen. Oder, wie bei gewissen Fällen schizophrener Paranoia: nach einem krankhaften Erlebnis wird eine neue Werdensnorm verfolgt, wie es bei einer Reihe von durch krankhafte Erlebnisse „Bekehrten" vorkommt. — Das in beiden Fällen Gemeinsame ist dabei also die Unmöglichkeit der Erfüllung der individuellen Werdensnorm. Die Orientierung nach dem Kollektiv hin, welche für die eigentliche Individualnorm noch zu berücksichtigen ist, kann dabei durchaus normal sein.

An der eigentlichen Individualnorm wird sich die Unmöglichkeit der Erfüllung der individuellen Werdensnorm also dann u. U. nur als Einengung, d. h. als Verschiebung des individuellen maximalen Wahrscheinlichkeitswertes gegen den Minimalwert hin, zeigen. Und zwar kann nur eine Verschiebung gegen den minimalen Normwert hin in Frage kommen, da eine Verschiebung über den alten maximalen Wert hinaus ja eine Erfüllung der alten Individualnorm mit bedeuten würde. Bei manchen „Wunderkindern", die aus den Krisen der Pubertät als banale indifferente Trottel hervorgehen und dann auch solche bleiben, liegen somit durch die Pubertät ausgelöste „psychische Prozesse" vor. Bei anderen vorher ganz „durchschnittlichen" Individuen, die trotz schwerster Krisenerscheinungen und absonderlichsten Eigenarten als über sich Hinausgewachsene aus der Pubertät hervorgehen, hat es dagegen, wie die vorliegende Überlegung zeigt, keinen Sinn von einem „psychischen Prozeß" zu reden: hier liegt kein „psychischer Prozeß" sondern eine „abnorme Entwicklung" vor.

[1] Ein eindrucksvolles Beispiel für den Fall der senilen Demenz bietet das Buch von Wasianski: Immanuel Kant in seinen letzten Lebensjahren. Königsberg, 2. Aufl. (1941).

Und um abnorme „Entwicklungen“ handelt es sich auch in den Fällen, wo die Möglichkeit der Erfüllung der individuellen Werdensnorm gegeben, aber allein die Orientierung zum Kollektiv nicht möglich ist. Dies trifft vor allem zu bei Mangel an vernünftiger Kritik und verkehrtem egozentrischen Streben und bei Nicht-auf-sich-nehmen-wollen oder -können der Beschränkungen des Sichauslebens, welche mit dem In-der-Welt-sein nun einmal gegeben sind, bei einem Nicht-ertragen-können oder Nicht-ertragen-wollen der Tatsache, daß Leben auch Leiden heißt. Dieser Fall wird im nächsten Kapitel noch genauer zu untersuchen sein, an dieser Stelle möge daher seine Erwähnung genügen.

Wir hätten somit aus unseren Normanalysen für die Unterscheidung der psychischen Erkrankung im engeren Sinne des „psychischen Prozesses“ von der körperlichen Krankheit einerseits und von der „Entwicklung einer Persönlichkeit“ andererseits, also zur Einengung des Grenzbegriffes der psychischen Krankheit, je ein Kriterium genommen, indem *erstens* eine Unterscheidung von körperlicher Krankheit im Sinne eines „organischen Prozesses“ durch die Stelle des qualitativ Abnormen möglich ist: Bei *direkt* körperlich faßbaren abnormen körperlichen Vorgängen liegt eine körperliche Krankheit vor, bei durch psychische Phänomene *indirekt* faßbaren abnormen körperlichen Vorgängen handelt es sich um eine seelische Erkrankung im Sinne eines „organischen“ *oder* „psychischen“ Prozesses. Beim „psychischen Prozeß“ ist das obligat qualitativ Abnorme in den *Elementen*, beim „organischen Prozeß“ im *Zusammenhang* (Zerreißung der „Sinngesetzlichkeit“) zu finden. Anders gesagt: Diskontinuität des Zusammenhangs bei krankhaften aber auch bei bloß abnormen Elementen charakterisiert den „organischen Prozeß“; Kontinuität des Zusammenhanges bei krankhaften Elementen charakterisiert den „psychischen Prozeß“. Oder noch anders ausgedrückt: bei den psychischen Erkrankungen im engeren Sinne liegt das obligat qualitativ Abnorme im *Zustand*, bei den körperlichen Erkrankungen im weiteren Sinne im *Verlauf*.

Und *zweitens* ist durch die Stelle der Unerfüllbarkeit der die eigentliche Individualnorm bestimmenden Differenzen eine Unterscheidung der „Entwicklung einer Persönlichkeit“ von dem „Prozeß“ einer im engeren Sinne psychischen Erkrankung möglich: Beim „psychischen Prozeß“ oder der psychischen Krankheit im eigentlichen Sinne liegt eine Unerfüllbarkeit der individuellen Werdensnorm vor, bei abnormen „Entwicklungen“, die nicht bei kranken, sondern die bei normalen oder abnormen Persönlichkeiten vorkommen, eine Unerfüllbarkeit der kollektiven Werdensnorm. — Tabellarisch kann man dies Kriterium des Unterschieds zwischen „psychischem Prozeß“ und „abnormer Entwicklung“ folgendermaßen darstellen:

	„Psychischer Prozeß“	„Abnorme Entwicklung“
Individuelle Werdensnorm . . .	∅	+
Kollektive Werdensnorm . . .	+	∅
Individuelle Seinsnorm	+	+
Kollektive Seinsnorm	+	+
	d. h. die Erfüllung der individuellen Werdensnorm ist unmöglich.	d. h. die Orientierung zum Kollektiv geht verloren.

Mit dem letzten Kriterium, das mit der Unerfüllbarkeit der eigentlichen Individualnorm weniger die Krankheit selbst als den Krankheits*wert* betrifft, der also sowohl im Falle des „Prozesses“ wie auch der „Entwicklung“ (wenn auch in anderer Form) gegeben ist, ergibt sich aber, daß die Möglichkeit von psychischen Veränderungen, die „bloß“ quantitative, gradmäßige Abnormitäten sind und die doch Krankheitswert haben, nicht verneint werden kann. Die Frage des Krankheitswertes abnormer psychischer Erscheinungen aber ist das Psychogenieproblem.

VIII. Das Psychogenieproblem.

§ 38. Der existenziell-metaphysische Krankheitsbegriff: der Begriff des „Krankseins“.

Nach diesen Überlegungen bekommt ein geistig-metaphysischer Krankheitsbegriff einen viel klareren Sinn und wird in seiner Art viel besser verständlich, als wenn man ihn bloß völlig unvermittelt dem naturwissenschaftlich-biologischen Krankheitsbegriff gegenüberstellt, welchem gegenüber er für ein undifferenziertes Denken widersprüchlich erscheinen muß. Denn ein Begriff nach Art des naturwissenschaftlich-biologischen Krankheitsbegriffes, welcher besagt: „Krankheit ist immer körperlich“ und ein Begriff von der Art eines metaphysisch-existenziellen Krankheitsbegriffs, der mit den Worten v. WEIZSÄCKERS besagt: „Das Wesen des Krankseins ist eine Not und äußert sich als eine Bitte um Hilfe; ich nenne den krank . . ., in dem ich als Arzt die Not erkenne“[1], scheinen auf den ersten Blick nebeneinander nicht bestehen zu können. Die Anerkennung des einen scheint die Anerkennung des anderen unmöglich zu machen. Geht doch bei dem metaphysisch-existenziellen Begriff die Unterscheidung von objektiv krank

[1] Das Zitat ist entnommen aus L. BINSWANGER,: Psychotherapie als Beruf. Nervenarzt **1**, 207 (1928). BINSWANGER zitiert nach V. v. WEIZSÄCKER: Der Arzt und der Kranke, Die Kreatur **1**, 73. — Zum folgenden vgl. auch H. MÜLLER-SUUR: Über Beziehungen und Unterschiede zwischen Zwang und Wahn, Z. Neur. **177** (1944), wo ich auf die speziellere Frage dieses Krankheitsbegriffs beim Paranoiaproblem eingegangen bin.

und subjektiv krank völlig verloren. Ist doch nach ihm ein leidender Abnormer genau so, ja, womöglich mehr krank als ein nicht leidender schwer Kranker (wie wir es z. B. bei gewissen Schizophrenien, Paralysen, Manien, aber auch bei gewissen inneren Krankheiten, z. B. chronischer Nephritis, vielen Carcinomträgern u. a. sehen können, daß die Patienten nicht leiden, aber schwer krank sind). Und auf die Unterscheidung von subjektiv krank und objektiv krank muß es dem Kliniker doch ankommen!

Aber der Mensch ist ja nun einmal nicht nur das naturwissenschaftlich-biologische Objekt des Klinikers, das „eine Krankheit *hat*", nach deren Wesen zu fragen bereits von vielen als eine Art faux pas ins Metaphysische angesehen wird (vgl. z. B. KISSKALT[1]), sondern der Mensch hat es an sich, daß er, außer ein naturwissenschaftlich-biologisches Objekt zu sein, auch noch ein seelisch-geistiges Objekt ist. Der Mensch hat es an sich, daß es bei ihm außer dem Vorhandensein einer Krankheit auch noch ein „Wesen des Krankseins" als geistig-seelisches Phänomen gibt, ein Kranksein des Individuums, das die Krankheit hat.

Wir hatten gefunden (vgl. § 36), daß die geistig-seelische „Substanz" selbst nicht „erkranken" kann, sondern für sie ist das Kranksein nur ein abnormer Zustand, der qualitativ nicht in die Dimension des Krankhaften, sondern der in die Dimension des „Gesunden" gehört. Für die Seele ist das Kranksein nur eine durch den körperlichen Prozeß verursachte Not, der sie z. T. selbst Herr wird. Erst dann, wenn die Not so groß wird, daß dies Ihrer-Herrwerden der Seele immer schwerer wird, kommt es zu dem Wunsch und endlich zu der Bitte um Hilfe, und erst dann kann man von seelischem „Krank"-sein sprechen. Dieses also setzt ein Leiden an einer *Störung* voraus, mag nun die objektive *Änderung*, die die Ursache dieser Störung ist, größer oder geringer sein.

Daß dieser Krankheitsbegriff auch für den Kliniker belangvoll ist, zeigen all die Definitionen, die denkende Kliniker versucht haben. So sagt z. B. GOLDSTEIN[2]:

„Gesundheit heißt ... Möglichkeit zur Ausführung der dem Wesen entsprechenden Aufgaben, heißt: Sichverwirklichen, heißt: Sein. Krankheit heißt: hierzu nicht mehr fähig sein, weil der Organismus nicht mehr angepaßt ist an das ihm, d. h. seiner Wesenheit entsprechenden, Milieu, heißt also Veränderung in seiner Wesenheit.

Und RIBBERT[3]:

„Krank ist nur das Individuum, das unter dem Nachlassen der Organfunktionen leidet, also einem Pathos unterliegt. Von einem Organ kann man nur sagen, daß es im Sinne einer Störung seiner Tätigkeit *verändert* ist, nicht aber, daß es leidet, daß es ein Pathos hat."

---

[1] KISSKALT, K.: Theorie und Praxis d. medizin. Forschung. München 1942.

[2, 3] zitiert nach O. SCHWARZ,: Medizinische Anthropologie (eine wissenschafttheoretische Grundlegung der Medizin). S. 275 Leipzig, 1929.

Und O. SCHWARZ definiert[1]:

„Das Nichtkönnen wo man will und weiß, daß man müßte, ist der Grundzug des Krankseins . . . Morphologische Abnormitäten und funktionelle Korrelationsstörungen sind nicht identisch mit dem Kranksein, sondern nur seine Möglichkeiten, und stehen zu ihm in ganz dem gleichen Verhältnis, wie die Körperlichkeit überhaupt zur Person."

Und praktisch zeigen die Bedeutung dieser Blickrichtung z. B. v. WEIZSÄCKERS Forschungen zur „Pathogenese": eine Spur Psychologisches ist beim Menschen selbst in den körperlichsten Vorgängen mitbestimmend enthalten; v. WEIZSÄCKER zeigt, wieviel es sogar in manchen Fällen sein kann, bei denen wir es gar nicht zu vermuten gewohnt sind, wie z. B. bei der einfachen Mandelentzündung, der Angina lacunaris[2]. Oder es sei auf die Untersuchungen von GLATZEL[3] über die Entstehung des Magen- und Duodenalgeschwürs hingewiesen, welche zu dem Ergebnis geführt haben, daß bestimmt geartete Konfliktsituationen (meist enttäuschter Ehrgeiz oder ungenügendes Vermögen bei hochgespanntem Leistungswillen) bestimmt gearteter Menschen (sensitive, strebsame Astheniker) bei der Genese dieser Krankheit eine wichtige Rolle spielen.

Auch der metaphysisch-existenzielle Krankheitsbegriff, oder vielmehr gerade er, führt zu Krankheits*bildern*: Und aus diesen Bildern läßt sich oft nicht ohne weiteres erkennen, was sie hervorgebracht hat. So kann z. B. ein Stupor, das Bild resonanzloser körperlicher und seelischer Starrheit, Ausdruck ratloser Verzweiflung, lähmenden Entsetzens ebenso sein wie Ausdruck einer Stirnhirnschädigung oder einer katatonschizophrenen Sperrung.

Das Sein, was diesem Krankheitsbegriff zugrunde liegt, ist kein materielles, körperliches Sein, das sich in der Dimension des naturwissenschaftlichen (auch des funktionspsychologischen) „Biologischen" richtig vollständig ausdrücken und erfassen läßt, sondern es ist ein nicht-materielles, unkörperliches, seelisch-geistiges Sein, das sich nur in der Dimension des in der Lebensgeschichte Erscheinenden, des Deutbaren, des „historisch" und geistig Verstehbaren (psychologisch-hermeneutischen) „Phänomenalen" adaequat ausdrücken läßt. Dies seelische Sein ist nur als Erscheinung faßbar und kann daher auch nur als Erscheinung angemessen erfaßt und beschrieben werden. Es ist Gegenstand der deskriptiven (im Gegensatz zur genetischen) Psychologie, der Psychognosie F. BRENTANOS, der Phänomenologie HUSSERLS, der Hermeneutik DILTHEYS, HEIDEGGERS, BINSWANGERS, JUNGS und FREUDS.

[1] SCHWARZ, O. S. 265 u. 267: Zit. S. 92.

[2] v. WEIZSÄCKER, V.: Studien zur Pathogenese. Leipzig 1935.

[3] GLATZEL, H.: Ulkuspersönlichkeit und Ulcuserlebnis. Klin. Wschr. 24/25, 257 (1947).

Es handelt sich bei dem naturwissenschaftlichen und dem geisteswissenschaftlichen also um zwei *qualitativ* verschiedene Forschungsprinzipien, denen „die *doppelte* Ganzheit des Menschen", wie BINSWANGER es ausdrückt, zugrunde liegt. Die Frage der Beziehungen dieser beiden Forschungsprinzipien zueinander ist für die Psychopathologie außerordentlich wichtig; wir müssen ihr daher zunächst noch etwas eingehender nachgehen.

§ 39. Die Unterschiede der psychopathologischen Forschungsrichtung gegenüber der der Naturwissenschaft im engeren Sinne. Die Ganzheit und das Irrationale.

1. Das Kausalismusproblem. — 2. Das Problem des logisch-mathematischen Rationalen. — 3. Das Irrational-Emotionale. — 4. Ganzheit und Gestalt. — 5. Zum Problem einer selbständigen rationalen Ganzheitstheorie.

Das eine Forschungsprinzip, das der sog. exakten Naturwissenschaft im engeren Sinne, ist eine in sukzessiver Reihe denkende additive Systematik: das eigentlich diskursiv Rationale; das andere, mehr „geisteswissenschaftlich" orientierte, ist ein systematisches Sichergreifenlassen von dem Wesen der Sache als Ganzem: eine Art visionäres Innewerden des Ganzen, das aus einem innigen gemütlichen Sichvertiefen in die Dinge hervorgeht, und dem, je nach der Eindeutigkeit und Durchsichtigkeit (der Klarheit und Deutlichkeit) des auf diese Weise in den erschauten Gestalten erscheinenden „Sinnes" ein eigentümlicher, mehr oder weniger großer Absolutheitsanspruch eigen ist. — Vergegenwärtigen wir uns die Besonderheiten dieser beiden Forschungsweisen in ihren Hauptzügen, und zwar speziell im Hinblick auf die Möglichkeiten, mit ihnen beiden sog. „ganzheitliche" Tatbestände wie es die psychischen sind, präzise zu erfassen; versuchen wir, ihre Beziehungen zueinander festzustellen, und fragen wir uns, ob sie nicht vielleicht doch vereinbar miteinander sind.

Die wichtigsten Züge des rationalen Forschungsprinzips sind der des Kausalen (1) und der des Logisch-Mathematischen (2). Wir haben zu fragen, wie weit wir damit „ganzheitliches" Psychisches adaequat und vollständig erfassen können. Wir haben uns dann kurz das Problem des Irrationalen (3) und Versuche zu seiner begrifflichen Erfassung zu vergegenwärtigen. Wir haben zu fragen, wie weit ohne Rationalisierung eine präzise begriffliche Erfassung von Gesetzmäßigkeiten des „ganzheitlichen" Psychischen möglich ist und dazu auch einen Blick auf die Begriffe der sog. Gestalt-Psychologie zu werfen (4). Und wir haben schließlich nach dem Versuch einer logischen Begründung einer selbständigen Ganzheitstheorie, die natur- und geisteswissenschaftlich zugleich orientiert sein muß, zu fragen (5).

1. Das Kausalismusproblem.

Nach dem sog. „exakten", diskursiv-rationalen Prinzip kann man sagen: „Vivere non necesse est, numerare necesse"[1]. Leben ist (von diesem Gesichtspunkt aus) nicht notwendig im Sinne einer allgemeinen universalen Notwendigkeit; zählen aber, das heißt, daß „eins" zum „andern" kommt, ist notwendig. Für diese rationale Forschungsrichtung bedeutet die „Ganzheit" des Menschen die Aufgabe einer planmäßigen Erfassung des Ganzen mittels einer sog. additiven Methode. Und eine solche additive Methode liegt auch dem Kausalprinzip zugrunde: als „das Eine" und „das Andere", die zueinander kommen, erscheinen hier Ursache und Wirkung. Der Zahlbegriff spielt, wie bekannt, beim Kausalprinzip eine ganz besondere Rolle, da im allgemeinen die Grenze der Kausalität auch als Grenze der Berechenbarkeit des Geschehens aufgefaßt wird.

Hierbei darf man nun aber nicht — wie es in vielen Argumentationen gegen diese Forschungsrichtung geschieht — „psychologistisch" den Zahlbegriff auffassen als eine Abstraktion aus der Funktion des Zählens. Es ist vielmehr G. STAMMLER Recht zu geben, wenn er schreibt: „Die Zahl aus dem *Zählen,* und namentlich aus dem Zählen von *Dingen* ableiten zu wollen, wird niemals Erfolg haben, da ja *Zählen nichts anderes bedeutet als eine* (meist äußerliche) *Anwendung des Zahlbegriffs.*" Der Zahlbegriff sei aufzufassen als eine *Methode,* die es gestattet, ein schlechtweg als *gesondert* gegebenes und als solches zu behandelndes Etwas (also „das Eine") mit der Gesamtheit der Erkenntnis (die dabei als „das Andere" erscheint) auf allgemeingültige Weise in Beziehung zu setzen.

Die „Ganzheit" erscheint in diesem Zusammenhang also entweder als das, gewissermaßen den Hintergrund für das „Eine" bildende „Andere", oder aber auch als ein teleologisches Endziel, als das Ideal der Einheit einer abgeschlossenen Erkenntnis; in bezug auf den Menschen: als das Ideal der vollständigen abgeschlossenen Erfassung des ganzen Menschen. Doch dies kann als solches nicht „sein", wie KANTS Kritik der reinen Vernunft (vgl. oben §§ 15, 16, 26) gezeigt hat, sondern es ist nur ein regulatives Prinzip der Vernunft, nur ein Noumenon, und es scheint nur so, als ob sich die Forschung in unendlichem Fortschritt ihm immer mehr nähert.

Es wird daher oft bestritten, daß in dieser Art der Methode überhaupt ein ganzheitliches Moment enthalten ist. Und viele meinen, besonders in allem „Kausalen" sei schon wegen der Trennung von Ursache und Wirkung ein Gegensatzverhältnis, das selbst unganz-

[1] Vgl. G. STAMMLER, der diesen Satz als Motto seinem Buche: Der Zahlbegriff seit GAUSS (Halle 1926), vorausgesetzt hat.

heitlich sei und das die Erfassung von „Ganzheitlichem“ mit dem Kausalprinzip unmöglich mache. Und sie blicken im Gefühl des unmittelbaren irrationalen Ergriffenseins vom lebendigen Ganzen mit dieser ihrer Meinung verächtlich auf die „rationale Anmaßung“ der exakten Naturwissenschaft herab, die, wie sie wähnen, nur auf den Bereich des mechanischen Naturgeschehens beschränkt bleiben müßte.

Aber schon im Bereich der Biologie werden mit der Anerkennung einer „Ganzheitskausalität“ (Driesch), das heißt, einer causa finalis neben einer causa efficiens, diese Argumente fragwürdig. Damit kann nämlich zwischen mechanischen und organischen Vorgängen, bei aller Anerkennung ihrer deutlichen qualitativen Verschiedenheit, in bezug auf deren Erfassung durch die Kausalkategorie kein grundsätzlicher Gegensatz mehr aufrechterhalten werden, wenn man unter „gegensätzlich sein“ ein Entweder-Oder versteht (wie das im allgemeinen getan wird). Und ein solcher Gegensatz läßt sich vor allem auch dann nicht aufrechterhalten, wenn man Kausalität in ihrem ursprünglichen (weiteren) Sinn auffaßt als Beziehung zwischen einem Bedingten und einem Bedingenden und nicht nur als zeitliche Folge von „Ursache“ und „Wirkung“.

Denn es ist ja beim Kausalnexus, d. h. der speziellen Form einer allgemeinen Beziehung zwischen einem Bedingenden und einem Bedingten, wenn man einmal etwas genauer hinsieht, nicht etwa nur so, daß das Eine, das Bedingende, aufgehört haben müßte, damit das Andere, das Bedingte, sein kann, daß also die „Ursache“ in der „Wirkung“ völlig aufgehen müßte und verschwände. Und selbst in den Fällen, wo das so zu sein scheint, ist der eigentliche Kausal-Nexus, der Übergang der Ursache in die Wirkung, nur begreiflich, wenn auch ein Zugleichsein von Ursache und Wirkung im Augenblick des Übergangs der einen in die andere angenommen werden kann. Der Begriff der Kausalität setzt also zwischen dem Bedingenden und dem Bedingten nicht ein Entweder-Oder, das heißt ein Nur-nacheinander-sein-können, also nur das Verhältnis der zeitlichen Folge: eines Früher des Bedingenden und eines Später des Bedingten voraus, sondern es ist zwischen dem Bedingenden und dem Bedingten auch das Verhältnis eines Zugleich und damit das eines Sowohl-als-auch anzunehmen, weil sonst ein Bewirktwerden gar nicht denkbar wäre. — Das heißt aber: Ein konträrer (wenn auch kein kontradiktorischer) Gegensatz zwischen Ursache und Wirkung läßt sich sehr wohl denken. Daß aus Nichts etwas werden könne, ist zwar nicht denkbar, denn „Nichts“ und „Etwas“ sind kontradiktorische Gegensätze. Wohl aber ist es denkbar und kommt es vor, daß aus einem konträren Gegensatz ein polarer anderer hervorgeht. Ein Dunkelerlebnis kann Ursache eines folgenden Hellerlebnisses werden; ein Extremzustand kann Ursache sein, daß sein Gegenteil eintritt (vgl. hierzu auch die Beziehung zum dialektischen Prozeß HEGELS). Und so muß es, damit der Übergang vom einen zum anderen denkbar wird, auch möglich sein, daß die (konträren oder polaren) Gegensätze in einem Augenblick direkt zusammen verbunden sind. Auch Ursache und Wirkung müssen also in einem „ganzheitlichen" Zusammenhang, in dem „das Eine" und „das Andere" nicht getrennt, sondern zusammen sind, gedacht werden können. Ganzheitlichkeit und Kausalität sind also viel weniger unvereinbar als es bei oberflächlicherer Betrachtung den Anschein haben mag.

Auf die hochinteressante Problematik der Kausalität ist hier nicht weiter einzugehen[1]. Es wäre in diesem Zusammenhang nur noch hinzuzufügen, daß es neben der causa efficiens und der causa finalis bei diesem weiteren Begriff von „causa" als Bedingendem auch noch eine causa motiva (oder causa movens) und eine causa cognoscendi gibt. Es gibt also außer der üblicherweise (in zu engem Sinne) „Ursache" genannten causa efficiens, welche die sog. „Wirkung" im mechanisch-physikalischen Zusammenhang bestimmt, die biologische sog. causa finalis, das heißt das Ziel, welches das triebliche Verhalten bestimmt (anthropomorph spricht man von der biologischen Zweckmäßigkeit). Weiter gibt es die psychische causa motiva oder causa movens, das heißt den seelischen Beweggrund, das Motiv, das die Handlung bestimmt, und dann die geistige causa cognoscendi, das heißt das Urteil, welches als „geistige" Prämisse die rationalen Konsequenzen bestimmt und in der Handlung für die Wahl der Mittel zu ihrer Durchführung maßgebend ist. Was man Realgrund eines Geschehens nennt, und was man doch wohl mit gutem Recht auch als „Ursache" dieses Geschehens bezeichnen können muß, hat also, entsprechend der Verschiedengestaltigkeit der Wirklichkeit verschiedene Seiten. Unter einem dieser Aspekte erscheint er als Erkenntnisgrund oder Zweck-Ursache, unter einem anderen als Beweggrund im seelischen Sinne, den wir Motiv nennen[2], unter wieder einem anderen als Beweggrund im biologischen Sinne, den wir Trieb nennen, und unter einem weiteren als Ursache im engeren mechanischen Sinne. Für die Analyse der psychischen Wirklichkeit sind nun nicht nur diese verschiedenen Aspekte jeder für sich, sondern auch die Beziehungen, die zwischen ihnen untereinander bestehen, von großer Bedeutung. Am leichtesten ist das einsehbar bei der psychischen Kausalität im Erlebnis der Motivation.

[1] Eine sehr interessante Analyse des Kausalproblems findet man bei E. ROGGE: Das Kausalproblem bei FRANZ BRENTANO, Stuttgart 1935. Die Beziehungen zur Biologie stellt dar MAX HARTMANN in seiner Allgemeinen Biologie, 3. Aufl. Jena 1947.

[2] Zur Frage des Motivbegriffs vgl. neuestens H. W. GRUHLE: Ursache, Grund, Motiv, Auslösung, in: Arbeiten z. Psychiatr. Neurol. usw., Festschr. für KURT SCHNEIDER. Heidelberg 1947.

Und dabei wird auch zugleich sehr einleuchtend deutlich, daß der reale Erkenntnisprozeß nicht etwa von der „Ursache“ auf die „Wirkung“ geht, wie der Seinsprozeß, auf den er gerichtet ist, also nicht vom Bedingenden zum Bedingten fortschreitet, sondern daß er in umgekehrter Richtung vor sich geht: Von dem Bedingten, dem Bewirkten ausgehend, wird versucht, dessen Bedingungen nach Möglichkeit als ein Ganzes zu erkennen. So lehrt jede kurze Besinnung, daß wir unsere Motive im allgemeinen erst *nach* vollbrachter Handlung ermitteln können. Das Motiv, der seelische Grund der Handlung, ist in den seltensten Fällen dem Handelnden bewußt gegenwärtig. Erst die nachträgliche Reflektion kann den Grund der Handlung aufhellen.

Und es zeigt sich bei dieser Reflektion sehr deutlich, daß wir nur das an unseren Handlungen als „motiviert“ ansehen, also uns als uns selbst zurechnen, was daran nicht als naturnotwendig im Sinne mechanischer oder biologischer Determiniertheit durch reflex- oder naturtriebmäßige Gesetzmäßigkeiten „selbstverständlich“ ist. Um dies aber zu erkennen, ist es notwendig, die Wechselwirkung zwischen unseren Urteilen, Motiven, Trieben und Reflexen zu übersehen. Denn man findet immer wieder, daß Instinkte, Triebe und persönliche Motive unsere Urteile beeinflussen; man findet weiter, daß unsere Motive so-

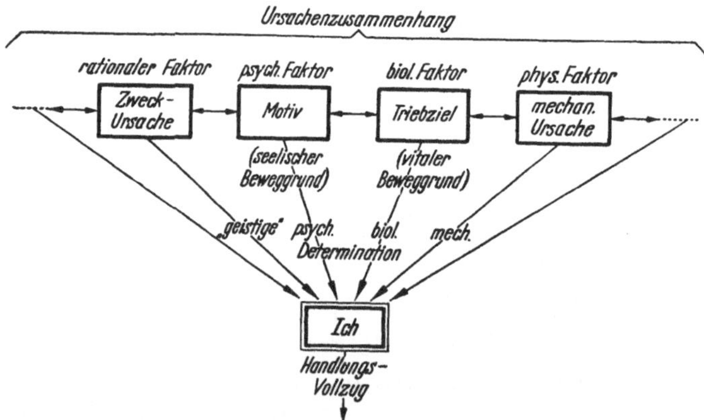

Abb. 4. Zur Faktorenanalyse der Handlung.

wohl durch Urteile (wir sprechen dann von Zwecken) als auch von Trieben (wir sprechen dann mit KLAGES von Triebfedern) beeinflußt werden; und weiter, daß allgemeine Urteile und individuelle Motive ebenso wie physikalische Naturkräfte und Instinktmechanismen unsere Triebe und deren Ablauf mitbestimmen. Und ebenso finden wir beim Blick auf das Naturgeschehen auf der Erde und im Bereich unseres menschlichen Wirkungsvermögens, daß auch das mechanische

Geschehen mitbestimmt wird durch unsere menschlichen Urteile, Motive. Triebe und Instinkte. — Das Schema der Abb. 4 möge das Gesagte noch weiter verdeutlichen.

Hinter dem Handlungsvollzug des „Ich“ stehen also als Seinsgrund der Handlung, als reale Ursache im weiteren Sinne des Ursachenzusammenhanges, verschiedene Determinationsfaktoren, die alle immer zugleich, wenn auch meist mit verschiedener Schwerpunktslage, wirksam sind. Meist dürfte sich wohl *ein* Faktor als der wesentliche für die Beurteilung der Handlung herausfinden lassen; doch braucht das nicht immer der Fall zu sein. Es mag noch andere Bereiche des Seinsgrundes und andere Determinationsformen und ursächliche Faktoren geben: Auf der seelischen Seite neben dem, was wir hier „geistig“ genannt haben, vielleicht eine „visionäre“, auf der körperlichen Seite neben der mechanischen, der „kausalen“ Determination im engeren Sinne, vielleicht noch eine weitere, der die sog. mikrophysikalische Unbestimmtheit entspricht, und über die alle beide wir bisher nur wenig sagen können. Das Dasein dieser Vielfältigkeit der Determinationsformen im Ganzen des Ursachenzusammenhanges braucht uns aber nicht an der Möglichkeit, auch sie mit der Kausalkategorie erfassen zu können[1], irre zu machen, wenn wir Kausalität in dem hier gebrauchten weiten und u. E. ursprünglichen Sinne verstehen.

Es fällt demnach also weder die biologische, noch die psychische, noch die (wie immer verstandene) geistige Wirklichkeit aus dem Bereich der im weiteren Sinne kausalen Gesetzlichkeiten heraus; und nur dieser weiten Reichweite des „Kausalgesetzes“ entspricht die Berechtigung, Biologie, Psychologie und Geisteswissenschaft in „naturwissenschaftlicher“ Weise betreiben zu können, wie es Franz Brentano mit seiner berühmten These: „Vera philosophiae methodus nulla alia nisi scientiae naturalis est“ (Die wahre Methode der Philosophie ist keine andere als die der Naturwissenschaft) gefordert hat[2]. In Bezug auf die Biologie sagte ähnlich in unseren Tagen Max Hartmann: „Naturwissenschaft (aber) ist Rationalisierung der Erscheinungswelt.

[1] Eine „Hybris der Kausalkategorie“ (Nic. Hartmann) braucht mit der Annahme dieser Möglichkeit nicht unbedingt einherzugehen und liegt faktisch nicht vor, wenn man die hier vorgenommene Differenzierung des Kausalbegriffs (und seine weitere Bedeutung) berücksichtigt. Auch über die Frage, *wie weit* die verschiedenen Determinationsformen mit der im weiteren Sinne verstandenen Kausalkategorie erfaßbar sind, ist damit ja noch nichts gesagt. Nur wenn man verlangen wollte, daß die spezielle Form der mechanischen Kausalität maßgebend für alle anderen Arten der Kausalität sein sollte, würde man solch einer Hybris verfallen, die einen Teil zum Ganzen machen will; und weiter, wenn man behaupten würde, in der Erfassung dieser im weiteren Sinns „kausalen“ Gesetzlichkeiten erschöpfe sich unsere Erkenntnis.

[2] Vgl. F. Brentano: Über die Zukunft der Philosophie. Edit. O. Kraus. Leipzig 1929,

Gäbe es in der Natur nichts Rationalisierbares, so wäre auch eine Wissenschaft von der Natur unmöglich ... Das durch die Aufzeigung des Planmäßigen, des Ganzheitscharakters vermittelte ‚Verständnis' ist ... keine Problemlösung, sondern erst die Problemstellung"[1]. Und er glaubt an eine kausalanalytische rationale Lösungsmöglichkeit. Und in speziellem Bezug auf die Motivationszusammenhänge äußert sich BÜRGER-PRINZ wiederum im gleichen Sinne sehr kraß: „Es ist ein Irrtum, zu glauben, *Verstehen* führe etwa zu einem Bild eines Menschen. Das letzte und entscheidende Geschehen ist konstruktiv ... Wenn aus einem Gestus ein Mensch begriffen wird, in einem Satz ein Mensch sich demaskiert, so ist dies kein einfühlendes Verständnis mehr. Ein glasklarer Verstand leistet dies rational auch"[2]. Und auch das Vorgehen der Psychoanalyse ist ja (trotz aller oft vorgebrachten „finalistischen" Argumentationen) in Wahrheit ein kausalgenetisches, rationales.

Man wird danach also wohl sagen müssen, daß die sog. kausalanalytische rationale Betrachtungsweise in ihrem Wesen keineswegs aus einer psychopathologischen Methode herausgelassen werden darf, auch dann nicht, wenn es uns nicht um die körperlichen Unterlagen, sondern wenn es uns um eigentliche Psychopathologie geht. Selbst CONRAD schreibt — trotz seiner Aversion gegen die seiner Meinung nach überlebten mechanistischen Ansichten des vergangenen Jahrhunderts[3] —, diese Methode solle „beim Kampf um den Fortschritt unserer Erkenntnisse" nicht ausgeschlossen werden, wie es die Fanatiker der „Finalität" verlangen[4]. Und jeder vernünftige Kliniker wird zugeben: Die „Ganzheits"diagnose „kranker Mensch" muß durch die kausalanalytische Krankheitsdiagnose ergänzt werden, wenn sie überhaupt wissenschaftlich haltbar und wenn sie praktisch nützlich sein soll. Durch die kausal-analytische Ergänzung bekommt die Diagnose überhaupt erst ihren klinischen Charakter und mit ihrem theoretischen Hintergrund ihre praktische Bedeutung. KURT SCHNEIDER sagt dazu[5], die Eindrucksdiagnose müsse, wenn sie gestellt wird, durch Symptomenanalyse gesichert werden.

[1] HARTMANN, MAX: Analyse, Synthese und Ganzheit in der Biologie, Sitzungsber. Preuß. Akad. Wiss. **1935**, zit. nach O. BUMKE, Gedanken über die Seele. 2. Aufl. Berlin 1941.

[2] BÜRGER-PRINZ, H.: Über Motiv und Motivation. Nervenarzt **18**, 241 (1947).

[3] Vgl. Symposion über die Grundlagen der Hirnpathologie: Nervenarzt **19**, 529 (1948). Dort sagt CONRAD, es sei „an der Zeit", daß die Hirnpathologie die Gestaltkreislehre von v. WEIZSÄCKER annehme, „anstatt stolz und beleidigt auf den Plüschmöbeln des vergangenen Jahrhunderts sitzen zu bleiben".

[4] CONRAD, K.: Strukturanalysen hirnpathol. Fälle. Dtsch. Z. Nervenheilk. **158**, 345 (1947).

[5] SCHNEIDER, KURT: Psych. Befd. u. psychiatr. Diagn. in Beiträgen zur Psychiatrie, 2. Aufl. Stuttgart 1948.

2. Das Problem des logisch-mathematischen Rationalen.

Das Kausal-Prinzip gilt also nicht nur für starre Prozeßformen, wie sie in der sog. klassischen Mechanik der Physik eine Rolle spielen, sondern es ist viel weiter. Es gilt (vgl. übrigens schon ARISTOTELES in seiner Metaphysik) auch für biologische Entwicklungsprozesse, ja es gilt für psychische und geistige Prozesse, wenn man es in seinem natürlichen, weiteren Sinne nimmt. Man muß aber noch ein Weiteres beachten; daß nämlich auch das sog. Additive (bei dem, wie schon gesagt, die Zahl, die Beziehung zum „Anderen", das Wesentliche ist) was dem kausalistischen Forschungsprinzip zugrunde liegt, etwas viel Umfassenderes ist, als jene spezielle Form desselben, welche wir als die disjunktive mathematisch-logische Operation, das sog. „Addieren" kennen. Die meisten Angriffe, die gegen eine inadaequate Mathematisierung im Bereich der Psychologie geführt werden, richten sich ja gegen das „Additive" oder „Summative" in der diskursiv rationalen Methode, ohne daß sie einen Unterschied machen zwischen dem additiven allgemeinen Prinzip und jener besonderen Form des Addierens, der disjunktiven Rechenoperation.

Diese disjunktive Rechenoperation, die auch „Selektion" genannt wird, beruht (wie G. STAMMLER[1] zeigte) auf der Herausnahme dessen, was verschiedene Gegebenheiten an Gemeinsamem haben. Sie berücksichtigt also allerdings nur Teile, die sie gewissermaßen aus dem einzelnen Ganzen herausschneidet. Aber die disjunktive ist keineswegs die einzige mathematische „Rechen"-Operation. So geschieht z. B. die Zusammenfassung von *allem*, was in verschiedenen Gegebenheiten enthalten ist, durch die konjunktive Operation, die man auch „Kollektion" nennt. Und es gibt noch weitere, und viel kompliziertere mathematisch-logische Operationsmethoden, denen man die Möglichkeit, ganzheitliche Zusammenhänge mit ihnen zu erfassen, und womöglich auch adaequat zu erfassen, doch wohl nicht einfach mit dem Hinweis auf ihren „additiven" oder „summativen" Charakter absprechen kann.

Der „ganzheitliche" Charakter des mathematischen Denkens wird schon sehr deutlich, wenn man sich die Unterschiede der sog. Operationskonstanten des disjunktiven Operationsverfahrens (also des „Addierens" im engeren Sinne) und des konjunktiven Operationsverfahrens (des sog. Multiplizierens) vergegenwärtigt. In diesen Operationskonstanten wird der funktionale Sinn und Unterschied der beiden Verfahrensweisen greifbar. Operationskonstante des disjunktiven Verfahrens ist die Null, während dem konjunktiven Verfahren die Eins zugrunde liegt. Das läßt sich aus folgender Gegenüberstellung der

---

[1] STAMMLER, G.: Begriff Urteil Schluß, Untersuchungen über Grundlagen und Aufbau der Logik. Halle 1928.

beiden Verfahrensweisen leicht übersehen: Wenn a jede beliebige Zahl sein kann, so ist charakteristisch für

die disjunktive Operation	die konjunktive Operation
$a + 0 = a$	$a \cdot 1 = a$
$0 = a - a$	$1 = a/a$

Die konjunktive mathematische Operation hat danach schon längst nicht mehr so den zerhackenden Charakter, den Viele, in vorurteilsvoller Voreingenommenheit von der disjunktiven Operation aus unzulässig verallgemeinernd, der mathematischen Methode als Ganzer vorzuwerfen pflegen: Es stimmt zwar, daß „0", die Operationskonstante des Addierens, das funktionale Symbol für die Isolierung eines Elementes in einem geistigen Operationsprozeß ist, oder (und), wenn man die gegenständliche Bedeutung der Null herausheben will: das Symbol für „Nichts". Die Operationskonstante des Multiplizierens „1" jedoch ist im funktionalen Sinne bereits ein Symbol für die Verbindung eines Elementes mit allen anderen denkbaren Elementen in einem geistigen Operationsprozeß, weshalb die Logistiker auch berechtigt sind, „1" als ein Symbol für das Bezogenwerden auf das „logische Universum" (BOOLE) aufzufassen; und gegenständlich ist die Eins ein Symbol für das selbständige Dasein.

Die konjunktive mathematische Verknüpfungsoperation hat also bereits einen erheblich „ganzheitlich"-integrativen Charakter. Auch in der Umkehrung der konjunktiven Operation ist bereits ein deutliches Ganzes-Teil-Verhältnis enthalten. Aber mit diesen Operationen erschöpft sich das mathematische Denken ja keineswegs. Man bedenke nur, daß es neben den positiven und negativen ganzen Zahlen und den Brüchen, die in den beiden soeben besprochenen Operationsbereichen eine Rolle spielen und die als sog. rationale Zahlen bezeichnet werden, irrationale Zahlen gibt wie z. B. $\sqrt{a}$, oder die Basis des natürlichen Logarithmus: e, oder die Zahl π. Es gibt weiter imaginäre Zahlen wie z. B. $i = \sqrt{-1}$, und es gibt komplexe Zahlen von der Form $a + b\,i$, und höhere komplexe Zahlen wie etwa die sog. HAMILTONschen Quaternionen, mit denen sich z. B. *auch* vierdimensionale raumzeitliche Richtungspotenzen ausdrücken lassen, die aber weit mehr fassen können als *nur* solche „materialistischen" Inhalte. Und allgemein bekannt ist ja die Möglichkeit, mit dem Integralbegriff an „ganzheitliche" Tatbestände, die *mehr* sind, als die Summe ihrer Teile und zwar *qualitativ* mehr, heranzukommen.

LEIBNIZ' Erfindung des Integralbegriffs beruht ja geradezu darauf, daß er ihn von dem Summenbegriff als qualitativ verschieden abhob. Das im Psychischen so wichtige Problem der qualitativen Verschiedenheit quantitativer Unterschiede findet am Präzedenzfall des Integrals gewissermaßen eine rationale Erhellung. Und diese Rationalisierung des Irrationalen ist mit Hilfe des Begriffs des Unendlichen gelungen. Das charakteristische ganzheitliche Moment am Integralbegriff scheint in der Möglichkeit zu liegen, Abhängigkeiten von in gewissen Grenzen oder auch gänzlich rational Unbestimmtem damit zu erfassen sowie auch gewissermaßen eine „begrenzte Unendlichkeit" damit auszudrücken; d. h. „unendlich" ist hier nicht nur Charakteristikum eines endlos Unbestimmten, sondern es kann auch Eigenschaft eines Bestimmten, eines „endlichen", begrenzten Gebietes sein, eines begrenzten Gebildes, dem ein ganz bestimmter Zahlenwert zukommen kann, in dem aber trotzdem unendliche Möglichkeiten sind.

Es scheint, als wenn sich mittels des Integralprinzips das ausdrücken läßt, was man gegenüber der „Explicatio", der Entfaltung eines primär implicite gegebenen Gehaltes, die „Evolutio" nennen kann, das heißt nicht nur die Entfaltung eines primär Gegebenen, sondern die schöpferische Entwicklung, bei der auch Neues entsteht, das nicht von vornherein schon angelegt war. Und auch der tiefe Gedanke des NICOLAUS von CUES, daß man die „evolutio rerum" wieder auffassen kann als „explicatio Dei", scheint z. B. mit dem Begriff desjenigen bestimmten Integrals[1], welches Funktion seiner oberen Grenze ist, am leichtesten rational faßlich zu sein — (aus ähnlichen Gedanken wurde er von NICOLAUS VON CUES ja anscheinend auch entwickelt), so daß sich die Brauchbarkeit der „Zahlbegriffe" bis weit ins Geistige hinein bestätigt.

In einem Integralprinzip läßt sich auch, wie R. SEELIGER sagt[2], unter Verzicht auf die Auflösung in letzte elementare Bedingtheiten „die Gegenwart durch Vergangenheit und Zukunft" bestimmen, womit eine Art Ganzheitsbetrachtung des Naturgeschehens möglich wird, die „unserem kategorial-finalen Bedürfnis entgegenkommt". Mit Prinzipien dieser Art lassen sich die „spezifischen Gesetze der Komplizierung ermitteln, die für die Naturforschung nicht minder wichtig sind als die Ermittlung der letzten elementaren Bedingtheiten". Diese Tatsache ermutigte auch manche, wie z. B. DONNAN[3], eine mathematische Behandlung der Lebensphänomene zu versuchen, und sie ist ein oft angeführtes

[1] Man unterscheidet, je nachdem die Grenzwerte der Integrale bestimmt oder unbestimmt sind, bestimmte und unbestimmte Integrale. Ein bestimmtes Integral mit zwei bestimmten Grenzwerten: $\int_b^a$ ist eine Zahl; ein bestimmtes Integral mit einem unbestimmten Grenzwert: $\int_a^x$, wobei a bestimmt und x unbestimmt ist, ist eine Funktion.

[2] SEELIGER, R.: Physik und Finalität, Universitas 1947, H. 7 u. 8.

[3] DONNAN, F. G.: Integral Analysis and the Phenomena of Life, Acta Biotheotetica 2, H. 1. Leiden 1936.

Argument all derer, die, wie z. B. MAX HARTMANN, der Meinung sind, daß die Voraussetzung eines Logisch-Allgemeinen die Voraussetzung und Grundlage jedes wissenschaftlichen Verfahrens sei.

Wenn man also argumentieren wollte, die Mathematik könne deshalb das Ganze nicht erfassen, weil sich in ihr, um es in Anlehnung an JASPERSsche Begriffe auszudrücken, die „Unendlichkeit“ in „Endlosigkeit“ auflöse, so wäre angesichts des Integralbegriffs dieses Argument wohl nicht mehr zutreffend. Auch der Begriff der Kontinuität, der, wie oftmals behauptet wird, der Mathematik wesensfremd sein soll, ist im Integralbegriff enthalten. Das läßt sich rein räumlich veranschaulichen an der kontinuierlichen Kurve, mit der man das Integral graphisch darzustellen pflegt, gegenüber der diskontinuierlichen Annäherung an diese Kurve durch einen aus unendlich kleinen geraden Stückchen zusammengesetzten Streckenzug.

Diese Hinweise mögen genügen, um zu zeigen, daß die Mathematik Begriffe hat, die zum Erfassen ganzheitlicher Tatbestände durchaus nicht ungeeignet genannt werden können, und daß eine Ablehnung logisch-mathematischer Behandlung ganzheitlicher Tatbestände mit dem Argument, die Mathematik erschöpfe sich in einem unangemessen „bloß“ Summativen, d. h. im Zählen und Addieren, ungerechtfertigt ist. — Der wahre Unterschied zwischen Mathematik und Psychologie liegt aber auch gar nicht darin, daß beiden eine andere wissenschaftliche Systematik zugrunde läge, sondern er beruht darauf, daß, wie die Untersuchungen der Axiomatik[1] gezeigt haben, der Mathematik eine Kombinationssystematik sowie Beziehungs- und Gruppenbildungen von gegenständlich von uns distanzierten Objekten zugrunde liegt, während die Psychologie nicht gegenständlich distanzierte Objekte behandelt, sondern die Zustände des Subjekts, dem diese Objekte objiziert sind, dem die Gegenstände gegenüberstehen.

Also, um es mit anderen Worten zu sagen, der Mathematik liegt zugrunde die in uns angelegte Möglichkeit, etwas gegenständlich von uns zu distanzieren und anschaulich zu vergegenwärtigen; oder, noch simpler ausgedrückt, die gegenständliche Seite des Erlebens und die systematische Erfassung der Beziehungen zwischen den möglichen Gegenständlichkeiten. Für HILBERT[2] waren diese Gegenständlich-

---

[1] Axiomatik ist Grundlagenforschung der Mathematik und Logik. Vgl. dazu G. STAMMLER, (zit. S: 95 und 101) und L. NELSON: Kritische Philosophie und mathematische Axiomatik. Berlin 1927; weiter auch H. SCHOLZ: Logik, Grammatik, Metaphysik, Arch. Philos. 1, 39 (1947) sowie K. REIDEMEISTER: Anschauung als Erkenntnisquelle. Z. philos. Forsch. I, 197 (1947) und Raum und Erfahrung Studium Generale I, H. 1 (1947).

[2] HILBERT, D.: Neubegründung der Mathematik. Hamburg 1922, zit. nach G. STAMMLER: Der Zahlbegriff seit GAUSS. Halle 1926.

keiten „gewisse außerlogische diskrete Objekte, die anschaulich als unmittelbares Erlebnis vor allem Denken da sind".

Wenn man also in dem mathematischen Denken die Fähigkeit erblickt, etwas gegenständlich von sich zu distanzieren und die in diesem Gegenstandsbereich möglichen Beziehungen zwischen den Gegenständlichkeiten präzise zu erfassen, seien diese nun „anschaulicher" Art, das heißt auf ausgedehnte Dinge bezogen, oder „unanschaulich", das heißt, wie z. B. HUSSERLS Wesensschau, auf Geistiges bezogen, so kann man in der Mathematik damit den Ausdruck einer (an der gegenständlichen Seite des Erlebens orientierten) „objektgewichtigen" Wirklichkeitshaltung des Denkens sehen. Dasselbe Denken kann aber auch in anderer Hinsicht ausgerichtet sein. Und das ist der Fall in der Psychologie. Diese zielt auf die zuständliche Seite des Erlebens ab, sie ist „subjektgewichtig". Für sie ist das Innewerden des Erlebens selbst das Zentrum, um das ihr Denken kreist; das Gegenständliche ist für sie nur etwas Peripheres, ohne das sie allerdings ebenso wenig auskommen kann, wie die Mathematik ohne die funktionale, wie HILBERT sie nannte: „metamathematische" axiomatische Forschung herumgekommen ist.

Der Psychologie also liegt die Anschauung eines „inneren Sinnes"[1] zugrunde, die Möglichkeit, unseres eigenen Erlebens abgesehen von den Erlebnisgegenständen inne zu werden. Nennen wir diese Art der Erfahrung „innere Erfahrung", so können wir die auf der Mathematik beruhende naturwissenschaftliche Erfahrung im weitesten Sinne des Wortes die „äußere Erfahrung" nennen[2]. Stellen wir uns dann aber auf den gnoseologischen Standpunkt von FRANZ BRENTANO, daß als Tatsachenwahrheiten nur solche anzusprechen sind, die auf die unmittelbar evidente innere Wahrnehmung zurückgehen (das heißt aber auf eben dieses Innewerden, demgegenüber schon das vergegenwärtigende Vorstellen dieses Erlebens, das zumeist als „innere Wahrnehmung" bezeichnet zu werden pflegt, als innere *Beobachtung* dem Modus der äußeren Wahrnehmung gleichkommt), so kommt dann der äußeren Erfahrung (in diesem weiten Sinne des objektgewichtigen, gegenständlich ausgerichteten Erlebens) nur eine mittelbare, gewissermaßen negative Bedeutung zu. Die Grundsätze, auf die die Systematik dieser äußeren Erfahrung gegründet ist, sind damit dann nicht als eigentliche Tatsachenwahrheiten anzusehen, sondern als Vernunftwahrheiten, das heißt als negative apodiktische aus den Begriffen ein-

[1] Innerer Sinn darf hier nicht im Sinne KANTS verstanden werden. Daß KANTS Auffassung des inneren Sinnes als Zeitlichkeit sich nicht halten läßt, zeigt REIDEMEISTER (s. Anm. 1 auf S. 104).

[2] Vgl. hierzu auch meine Gegenüberstellung von naturwissenschaftlicher und geisteswissenschaftlicher Betrachtungsweise im „Nervenarzt" 1947.

leuchtende allgemeine Wahrheiten, die ohne unmittelbare rfahrung und ohne Induktion erkannt werden, wie z. B. der Satz des Widerspruchs, und die eine systematische äußere Erfahrung erst möglich machen. Von diesem Standpunkt aus darf man z. B. den Satz über die Winkelsumme des ebenen Dreiecks nicht in der positiven Form aussprechen: „Alle Dreiecke haben zur Winkelsumme 2 *R*", sondern es muß heißen: „Ein Dreieck, das nicht zur Winkelsumme 2 *R* hätte, kann es nicht geben", da man sonst durch die sprachliche Formulierung dazu verleitet werden könnte, die (negative) Vernunftwahrheit (das mathematische Axiom) mit einer Wahrnehmung zu verwechseln, in der sowohl eine (positive) Tatsachenwahrheit (nämlich der Wahrnehmungsakt, dessen wir als solchen inne werden können) wie auch ein nicht unmittelbar als wahr einleuchtender Komplex, nämlich der wahrgenommene Gegenstand, enthalten sind. Die mathematischen Axiome sind danach als negative allgemeine (Vernunft-) Wahrheiten aufzufassen. Die Tatsachenwahrheiten der inneren Wahrnehmung (das heißt des Innewerdens, nicht, wie gesagt, des inneren gegenständlichen Beobachtens) dagegen sind positiv und individuell. Wir haben dann also festzustellen, daß Psychologie in diesem Sinne mit Recht das Schwergewicht auf die irrationalen empirischen (inneren) Tatsachenwahrheiten legt[1].

Man darf nun aber nicht übersehen, daß in jeder wirklichen Erkenntnis die innere und die äußere Erfahrung unabtrennbar miteinander verwoben sind. Objektgewichtige und subjektgewichtige Wirklichkeitshaltung lassen sich nicht voneinander lösen, ebenso wie Individuelles und Allgemeines bei jeder Erkenntnis in einem komplementären Erfüllungsverhältnis stehen[2]. Und so ist auch die Methode der logisch-gegenständlichen Verknüpfung der einzelnen Tatbestände bei der („metaphysischen") Psychologie die gleiche wie die der („physischen") Naturwissenschaften. Wie weit diese Methode durch den Logikkalkül ihre adaequate Form bekommen hat, vermag ich nicht zu entscheiden; es ist das vielleicht aber heute auch noch nicht spruchreif. Von der Entscheidung dieser Frage aber hängt es wohl wesentlich mit ab, ob man berechtigt ist, mathematische Begriffe in die Behandlung ganzheitlicher wissenschaftlicher Systematik, wie sie für die Psychologie verlangt werden muß, nicht zuzulassen. — Die Beziehungen zwischen dem, was KRUEGER Strukturzusammenhang als Bedingung gesetzmäßigen psychischen Geschehens genannt hat, und dem

---

[1] Vgl. FRANZ BRENTANO: Kategorienlehre, edit. A. KASTIL, Leipzig 1933 und Psychologie vom empirischen Standpunkt, edit. O. KRAUS. Leipzig 1924ff.

[2] Über die Bedeutung dieses Sachverhaltes für die spezielle Psychopathologie vgl. H. MÜLLER-SUUR: Das Gewißheitsbewußtsein beim schizophrenen und beim paranoischen Wahnerleben. Fortschr. Neur. **1950**.

Axiomensystem der Logistik als Bedingung jenes speziellen gesetzmäßigen psychischen Geschehens, das wir mathematische Operation nennen, scheinen viel zu wenig beachtet zu werden. Läßt man sich durch das Übersehen dieser Beziehungen (sei es nun aus vorurteilsvoller Absicht oder aus einfachem Nicht-bemerkt-haben) nicht vielleicht eine Möglichkeit entgehen, in die psychologische und psychopathologische Erkenntnis endlich eine gewisse Systematik hereinbringen zu können?

3. Das Irrational-Emotionale.

Wir werden trotzdem mit alle dem noch so differenzierten logisch Rationalen nicht behaupten wollen, daß wir damit das Ganze völlig adaequat begreifen könnten. Wir können das Ganze nie ganz begreifen. Aber wir können versuchen, „ihm" begreifend immer näher zu kommen, indem wir durch Differenzieren unserer Begriffe diese zu einer Art Integralen machen. Wir können nämlich ja auch das, was ein Begriff wirklich alles besagt, nicht in eins rational erfassen, sondern nur additiv, durch sukzessives Nacheinanderdenken alles das begreifen, was in Wirklichkeit in den Begriffen in eins enthalten ist; genau so wie die unendliche Summe im Integral enthalten ist, oder wie sich das elegante wie lebendige Gebilde der Kurve durch das schwerfällige der Summe aus unendlich vielen, unendlich kleinen Strecken näherungsweise erfassen läßt.

Unser Gefühl aber erfaßt das Ganze. Als „Eindruck" ist es uns auch am Gegenstand „irgendwie" gegeben. Was BINSWANGER ausdrückt, um das andere, das geisteswissenschaftliche Forschungsprinzip zu charakterisieren, indem er sagt: es sei „das unmittelbar anschauliche Erfassen eines individuellen unteilbaren Wesens in einer einzigen Intention oder intentionalen Haltung", wobei „die Einheit eines noematischen[1] Gegenstandes als Korrelates einer bestimmten einheitlichen Intention" gegeben sei; es ist das gleiche, was Faust einfacher sagt, wenn er auf die Frage Gretchens nach Gott und Liebe antwortet: „Gefühl ist alles, Name ist Schall und Rauch". Das Erleben und Erfassen dieser Dinge ist mehr als das nur äußerliche rationale. So schreibt z. B. auch NICOLAUS VON CUES, „daß die letzlich mögliche und höchste Betrachtung über Gott ohne Grenze, das heißt unendlich ist, das heißt über jeden Begriff hinausgeht . . . Daher nennen wir diesen unendlichen und unbestimmbaren oder unbegreiflichen Begriff Gottes wegen seiner Unendlichkeit auch notwen-

[1] „Noematisch" heißt so viel wie etwa: geistig wahrgenommen, „erschaut" im Sinne der Wesensschau der Phänomenologen. Von dem erschauten geistigen Gegenstand, dem „Noema", wird der Akt des geistigen Schauens als die „Noesis" unterschieden.

digerweise unaussprechbar; denn weil wir es nicht zu begreifen vermögen, kann jenes Wort von uns mit keinem Namen, keiner begrifflichen Bezeichnung abgegrenzt oder bestimmt werden"[1]. Nicht unser (veräußerlichender) Verstand, sondern unser (verinnerlichendes) Gefühl erfaßt das Irrationale, das sich, wie NICOLAI HARTMANN zeigt, auch bis in die anderen, profanen Begriffe und die Kategorien hinein verfolgen und beschreiben, aber rational nur näherungsweise umschreiben und nicht definieren läßt.

Doch wir sind als Erkennende fühlende *und* denkende Wesen. Wir fühlen vor und denken nach. So konnte GAUSS, weil er „vorgefühlt" hatte, sagen: „Meine Resultate habe ich längst, ich weiß nur noch nicht, wie ich zu ihnen gelangen werde". So kann das Gefühl dem Genie durch intuitives Denken neue Erkenntnisse zeigen, und so können uns „Ahndung" (FRIES) und „metaphysische Liebe" (JASPERS) *emotional* positiv zeigen, was wir *rational* bloß negativ erfassen können[2]. Das Dasein der sog. realen Außenwelt, die wir schauend (KLAGES) erleben und bewundern können, das Dasein der anderen Seelen, mit denen wir liebend in kommunikative Verbindung treten können (JASPERS), ja das Dasein unseres „Gewissens", das uns die richtigen Beziehungen zur Welt der Dinge und Wesen zeigt, wir erschauen es mit dem Gefühl leicht und sicher, und wir können es nur mühsam und niemals vollständig begreifen.

Was also von der anderen Seite aus indirekt als gedanklich zu erfassende integrative „Einheit" erschien, erscheint hier unmittelbar und direkt, um einen Terminus der Psychologen zu benutzen: als ganzheitliche Gestalt, die in mehr oder weniger differenzierter Form, aber immer vollkommen, „schaubar" gegeben ist.

4. Ganzheit und Gestalt.

Die Voraussetzung der integrativen rationalen „Einheit" ist, wie STAMMLER gezeigt hat (vgl. auch oben S. 95), „das Andere". Ohne weiter dies „Andere" näher definieren zu müssen, können wir dagegen sagen, daß die „Ganzheit" ohne diese Voraussetzung des Anderen ist. Ganzheiten müssen daher konkret anschaulich in eins gegeben sein können, als selbständige Gebilde; Einheiten dagegen aber nicht. Einheiten haben also einen unselbständigeren Charakter als Ganzheiten.

---

[1] v. CUES, NIC.: Vom Können-Sein, dtsch. von E. BOHNENSTÄDT. Leipzig 1947.

[2] Es lassen sich ja, wie gesagt (vgl. oben S. 105f), all unsere scheinbar bejahenden rationalen Urteile, wenn sie als allgemein und richtig eingesehen werden sollen, nur in negativer Form begreifen, so daß, um noch ein anderes Beispiel anzuführen, also der Ausdruck „möglich" rational heißen muß: „nicht unmöglich", wenn er logisch einwandfrei gefaßt werden soll.

Fragt man nun konkreter nach ganzheitlichen Gegebenheiten, so findet man sie z. B. als direkte innere Erfahrung des Wesens eines Menschen, den man vor sich hat, oder auch äußerlich als situative Verhaltensweise eines Lebewesens. Aber auch als „Stimmung" einer Landschaft, als „Atmosphäre" eines Raumes, als „Blume" eines Weines, als „Charme" einer Frau, als „kosmische Weite" angesichts des Sternenhimmels kann Ganzheitliches uns unmittelbar entgegentreten.

Betrachten wir nun diese Erfahrungsgegebenheiten genauer, so müssen wir feststellen, daß in ihnen immer eine Beziehung zwischen Teilen enthalten ist, welche u. U. selbst wieder ganzheitlichen Charakter haben können, auf die wir aber erst sekundär kommen. Von der Ganzheit der Gestalt kommen wir so zu deren Struktur, dem Beziehungsgefüge zwischen den Teilen. Oder von dem ganzheitlichen Erlebnis einer Erkenntnis kommen wir zu der Erkenntnisrelation, dem Beziehungsgefüge zwischen Subjekt und Objekt, — von dem Erlebnis eines logischen Schlusses kommen wir auf das logische Beziehungsgefüge zwischen Begriffen und Urteilen, — von dem ganzheitlichen situativen Verhalten eines Lebewesens kommen wir auf das Reiz-Reaktionsgefüge von Umwelt und Innenwelt mit der erstaunlich feinen Abstimmung der Komponenten aufeinander (wie es sich z. B. schon bei der Nesselkapselentladung von Cnidariern[1] nachweisen läßt, wo ein Abgestimmtsein der Reaktion auf ganz bestimmte, aber wohl niemals identisch ablaufende Bewegungsfiguren als Reize vorliegt), — von dem Vollzug einer Handlung kommen wir auf das als „Handlungsfigur" beschreibbare Beziehungsgefüge zwischen deren Komponenten[2], usw. Dabei ist es wichtig, daß die Teile, die Strukturelemente, auf die wir bei der Ganzheitserfassung kommen, anscheinend auch selbst immer wieder ganzheitlichen Charakter haben, daß wir es also offenbar praktisch immer mit komplexen Ganzheiten zu tun haben, so daß sich daraus ergibt, daß das Problem der Ganzheit nicht etwa durch eine Analyse und Reduktion auf die Teile aufgelöst werden kann.

Umgekehrt wie bei der Ganzheit, wo sich erst durch Besinnung aus der Einheit des Gegebenseins das Gefüge der Teile herausstellt, ist es bei der Einheit. Dem Einheitsbegriff liegt nicht ein konkretes Einheitserlebnis zugrunde, sondern ein mehrheitliches, aus dem er erst sekundär durch Denken gewonnen wird. Ihm liegt die Erfahrung des Gegenteils zugrunde, die für die Erfassung des Ganzheitsbegriffs keine Rolle spielt.

---

[1] Nach einer Diskussionsbemerkung aus dem Arbeitskreis von v. ALLESCH-Göttingen. Über Cnidarier vgl. A. KÜHN: Grundr. d. allg. Zoologie Abb. S. 20 und 152. Leipzig 8. Aufl. 1944.

[2] Vgl. dazu die Hinweise auf das Beziehungsgefüge der motivierten Handlung, die wir oben auf S. 98f. gegeben haben.

Der gedankliche Prozeß, welcher durch ein Ganzheitserlebnis ausgelöst wird, ist also ein analytischer, und zwar ein solcher der Differenzierung und führt zu strukturierten Gestalten. Man kann daher Ganzheiten auch als undifferenzierte Gestalten bezeichnen. (So sind z. B. auch die ahnungshaften „Vorgestalt"-Erlebnisse, von denen CONRAD[1] unter Bezugnahme auf SANDER spricht, als undifferenzierte Ganzheitserlebnisse aufzufassen, während Gestalterlebnissen differenzierte Ganzheiten zugrunde liegen.) — Der synthetische Prozeß der Einheitsbildung setzt dagegen nicht ein solches Ganzheitserlebnis voraus. Und die Elemente, welche durch ihn zusammengefügt werden, *brauchen* keinen Ganzheitscharakter zu haben; wenn es natürlich auch sehr wohl möglich ist, daß sie ihn haben können. Dieser Prozeß kann daher zu gedanklichen Ganzheiten führen, wenn die synthetische Einheit selbst wieder als Ganzheit erfaßbar ist.

Das heißt also: Nicht jede Synthese führt zu ganzheitlichen Denkgebilden; es gibt aber gedankliche Synthesen, die ganzheitlich sind. Und man kann daher sagen, daß *solche* Einheitsbildungen, welche zu einer gedanklichen Verbindung der Teile führen, die einen gefügehaft geordneten Strukturzusammenhang darstellt, ganzheitlichen Charakter haben. Gedanklichen Verbindungen solcher Art entspricht ein ganz bestimmtes geistiges Sein. So z. B. dem Begriff des kommunikativen Verstehens, welcher eine unlösbare wechselseitige Beziehung zwischen zwei verschiedenen Erlebenden beinhaltet, — dem Begriff der Ehe, welcher eine unlösbare wechselseitige psychophysische Beziehung zwischen einem Mann und einer Frau beinhaltet, — dem Begriff der Familie, welcher eine unlösbare wechselseitige Beziehung zwischen einem Ehepaar einerseits und einer, zu diesem Ehepaar wieder in einer ganz bestimmten Beziehung stehenden Geschwisterschar von bestimmter Struktur beinhaltet, — dem der Sippe usw. Man kann daher wohl in Anlehnung an eine Definition von BURKAMP[2] sagen: Es gibt Ganzheiten die durch bestimmt strukturierten Zusammenschluß aus Einheiten gebildet zu denkende neue Einheiten sind; wobei die Einheiten, die das Ganze bilden, in dieser Funktion die Teile des Ganzen heißen.

Gegenüber der Differenzierung als analytischem ganzheitlichen geistigen Operationsprozesses kann man also auch den umgekehrten synthetischen Integrationsprozeß als ganzheitlichen Operationsprozeß bezeichnen. — Man sieht also, daß es ganz bestimmte Beziehungen zwischen Ganzheit und Einheit gibt: Das Eine ist stets relativ zu Anderem. Wenn ein Eines und ein Anderes in einer höheren Einheit verbunden werden können, so kann diese neue Einheit ein Ganzes

---

[1] Vgl. K. CONRAD,: Über den Begriff der Vorgestalt und seine Bedeutung für die Hirnpathologie, Nervenarzt 18, 289 (1947).

[2] BURKAMP, W.: Die Struktur der Ganzheiten. Berlin 1929.

sein, wenn das Eine und das Andere sich darin als Teile einfügen. Das Ganze ist stets relativ zu Teilen. Teile können dabei sowohl Einheiten als auch Ganzheiten sein. Eine Ganzheit kann daher immer auch als Einheit begrifflich gefaßt werden: und zwar als Einheit von ganz spezifischer Form. Der Einheitsbegriff ist also weiter und allgemeiner als der Ganzheitsbegriff, in dem sich von diesem Gesichtspunkt aus das uralte Problem der Vielheit in der Einheit auftut[1]. Und der Gestaltbegriff bezeichnet noch spezieller eine bestimmte Art von Ganzheitlichem, nämlich das differenzierte Ganzheitliche.

Für die Psychologen stellen sich diese Fragen allerdings noch etwas anders dar. Auch für sie hängen die Begriffe „Ganzheit" und „Gestalt" aufs engste zusammen. Gestalten sind für sie aber *sinn*erfüllte Gebilde, deren *Sinn* durch ihre Struktur verdeutlicht wird. Unter Struktur hat man dabei ein gegliedertes Gefüge mit mehr oder weniger abgehobenen Einzelzügen zu verstehen. Je durchstrukturierter eine Gestalt ist, desto fester und eindeutiger ist ihr Sinn. Ganzheiten sind für die Gestalt-Psychologen solche Gestalten, die sehr wenig durchstrukturiert sind und deren Sinn daher vieldeutig ist. Ganzheiten sind also auch im gestaltpsychologischen Sinne gewissermaßen undifferenzierte Gestalten.

Die Ansichten der Psychologen sind nicht übereinstimmend, ob der Bereich der Gestalten nur in der Sphäre des Psychischen anzunehmen sei, also: ob es Gestalten nur gibt, wenn eine Subjekt-Objekt-Beziehung besteht, wie es die Gegenstandstheoretiker der auf Meinong und v. Ehrenfels zurückgehenden Richtung meinen, — oder ob der Bereich der Gestalten auch in die Sphäre des körperlichen Seins, und wie weit er in dessen Bereiche hineinreicht. So meinen z. B. Gemelli-Mailand und v. Allesch-Göttingen, daß Gestalten außer im Psychischen nur noch im organischen Seinsbereich vorkommen können, während Köhler, Wertheimer und Koffka annehmen, daß es sie auch im Anorganischen gibt. — Andere wieder haben einen engeren Gestalt- und einen weiteren Ganzheitsbegriff. So z. B. Krueger, für den Gestalten nur phänomenalen, nicht auch funktionalen Charakter haben.

Gestalten gibt es für Krueger nur im gegenständlichen (phänomenalen) Bereich des Erlebens. Das Erleben selbst, im weitesten Sinne, dagegen ist eine Ganzheit. Auch der Sinn des Strukturbegriffs wird bei Krueger weiter als bei den

[1] Näheres zu diesem Problem in spezieller Beziehung zur Psychiatrie siehe in H. Müller-Suur: „Die Ganzheitsfrage in der Psychopathologie" im Studium Generale (im Druck). Dort sowie auch in meiner Arbeit über die psychiatrischen Theorienbildungen (Fortschr. Neur. 1949) bin ich auch auf verschiedene Bedeutungsperspektiven des Ganzheitsbegriffes eingegangen, die hier unberücksichtigt bleiben.

eigentlichen Gestalttheoretikern, indem KRUEGER neben der Gliederung der ganzheitlichen gegenständlichen Gebilde, also der Gestaltphänomene, auch einen „Struktur-Zusammenhang" annimmt, der als „Bedingungs-Gesamt" dem ganzheitlichen Erleben zugrunde liegend zu denken ist. Der psychologische Begriff „Struktur", so sagt KRUEGER[1], „bedeutet jederzeit (Teil-) *Bedingungen* des Erlebens, und zwar solche, die für seine Beschaffenheit wesentlich sind. Sie liegen insbesondere jenen Tatbeständen gesetzmäßig *zugrunde*, die wir als Erlebnisganzheit, als Erlebnistiefe und als Gestaltphänomene umschrieben haben". Der Terminus Struktur sei nicht zur *Bezeichnung* dieser Tatbestände zu verwenden, sondern „seiner benötigen wir für ganz bestimmte, mittelbare, *gedachte* Zusammenhänge der seelischen und geistigen Welt". Der Ausdruck Struktur bezeichne ein „dauerhaftes Gefüge". Ein strukturiertes Lebewesen sei „reale, notwendig zu denkende Voraussetzung für alles, was wir an psychischen Phänomenen vorfinden". Man könne und müsse aber, als „eingeordnet in das Seelenganze, vielerlei *Teil*strukturen feststellen, z. B. solche, die den Raumwahrnehmungen besonders zugrunde liegen, oder dem musikalischen Auffassen, den Gedächtnisleistungen, dem produktiven Denken". Diese *Teilstrukturen* müßten (wie in der Biologie Organsysteme, einzelne Organe oder Gewebe bis hinab zur Zelle) wegen der bei ihnen verhältnismäßig vollständig möglichen Beschreibung und Zergliederung sogar vorzugsweise untersucht werden. — Der Strukturbegriff KRUEGERs bezeichnet also „*zu denkende*" *Bedingungszusammenhänge* ganzheitlicher Tatbestände, die der Realgrund (Seinsgrund) der Ganzheiten sind. Und diese Bedingungszusammenhänge sind Beziehungssysteme ganz besonderer Art.

Durch die Termini „Gestalt", „Struktur" und „Ganzheit" werden die Psychologen also in den Stand gesetzt, solche Gegebenheiten, bei denen uns ein „Sinn" erscheint, und bei denen dieser Sinngehalt das Wesentliche ist, begrifflich ziemlich exakt zu erfassen.

Der Gestalt-Begriff geht auf v. EHRENFELS (1890) zurück, der durch die Einführung des Terminus „Gestaltqualität" ein deskriptives Kriterium fand, um an psychischen Phänomenen das organische Element gegenüber dem mechanischen zu charakterisieren. Er wollte mit dem Ausdruck Gestaltqualität darauf hinweisen, „daß die Ähnlichkeit von Melodien und Figuren bei durchgängiger Verschiedenheit ihrer tonalen und örtlichen Grundlage — mit der Auffassung von Tongestalt und Raumgestalt als *bloßer Summe* tonaler und örtlicher Bestimmtheiten nicht vereinigt werden kann"[2]. Als zwei weitere Kriterien für diese Unterscheidung wurden von v. EHRENFELS neben dieser Unzusammensetzbarkeit der Gestalten deren „ganzheitliche" Charakteristika hervorgehoben, die darin bestehen, daß erstens die Gestalten als Ganzheiten oder als Ganze sowohl phänomenal, als auch funktionell, als auch genetisch *vor* den Teilen sind, und daß zweitens ein Teil des Ganzen nur *in* diesem Ganzen das ist, was er ist, daß er

---

[1] KRUEGER, F.: Der Strukturbegriff in der Psychologie, Jena 1924.

[2] v. EHRENFELS, CHR.: Über Gestaltsqualitäten (1890), in: Das Primzahlengesetz, Leipzig 1922, zit. nach der Einl. von O. KRAUS in Bd. III von F. BRENTANOS Psychol. v. empir. Standpunkt Leipzig 1928.

außerhalb des Ganzen etwas (qualitativ) anderes wird, als er innerhalb des ganzheitlichen Gefüges ist[1].

Aus dieser Differenzierung mechanischer und organischer Beschreibungselemente von v. EHRENFELS wurde von manchen durch Verabsolutierung der einen Differenz, der Gestaltqualität, eine mit weltanschaulichen Gehalten erfüllte Gestalt- und Ganzheitslehre gemacht, nachdem der Begriff des ganzheitlichen Erfassens, anscheinend vor allem durch dessen Beziehungen zu DILTHEYs Begriff des Verstehens, mehr und mehr zu einem solchen des intuitiven Sinndeutens geworden war und das Wort „Ganzheit" schließlich fast nur noch im Sinne von etwas nur Erschaubarem, nicht rational Begreiflichem, sondern nur „existenziell" Erlebbarem genommen wurde.

Von diesem weltanschaulich gewendeten Ganzheitsbegriff ausgehend werden nun immer wieder eifrig ablehnende Stimmen gegen die naturwissenschaftliche und rational-logisch orientierte Forschungsrichtung vorgetragen, die eine ganz falsche Unverträglichkeit von geisteswissenschaftlicher und rationaler Betrachtungsweise in die Psychologie und Psychopathologie hereintragen wollen. Wir fragen daher nun noch: Können wir solchen Schwärmern nicht mit einer rationalen Ganzheitstheorie entgegentreten?

5. Zum Problem einer selbständigen rationalen Ganzheitstheorie.

Manche meinen bekanntlich, eine „ganzheitliche" Betrachtungsweise müsse uns zwingen, eine vollständige Neuorientierung unserer gesamten wissenschaftlichen Systematik vorzunehmen. Diese Meinung ist wohl sicher falsch. Wir meinen dagegen: Wir fühlen zwar („ganzheitlich") „vor" und denken (logisch) „nach" (vgl. S. 108); wenn wir aber nicht kritisch-rational nachdenken, kann unser Tun nicht den Anspruch erheben, Theorie im Sinne der wissenschaftlichen Schau, also Erkenntnis im strengeren Sinne zu sein. Auch wenn wir von dem Absolutheitscharakter des gefühlsmäßigen („ganzheitlichen") Wissens

[1] Einen guten Überblick über Ganzheitspsychologie gibt K. CONRADs Sammelreferat in Fortschr. Neur. **15**, 131 (1943). Auf einige wichtige Werke, die von CONRAD nicht angeführt worden sind, sei hier noch (nach Angaben aus dem Psychologischen Institut der Univ. Göttingen) hingewiesen: A. MEINONG: Untersuchungen zur Gegenstandstheorie. Leipzig 1904. — ST. WITASEK: Grundlinien der Psychologie. Leipzig 1908, und Psychologie der Raumwahrnehmung. Heidelberg 1910. — V. BENUSSI: Psychologie der Zeitauffassung. Heidelberg 1913. — M. WERTHEIMER: Drei Abhandlungen zur Gestaltpsychologie. Erlangen 1925, und Productive Thinking. New York 1945. — MANOIL: La psychologie expérimentale en Italie. Paris 1938. — A. GEMELLI: Über das Entstehen von Gestalten, Arch. Psychologie **65** (1928), und Antropologia e psicologia. Milano 1940. — J. G. v. ALLESCH: Ganzheit und Eigenschaft, Arch. Psychologie **105** (1939) und Die Wahrnehmung des Raumes (Die Gestalt H. 3). Halle 1941.

ergriffen sind, erlischt in uns nicht das Bedürfnis nach der rationalen theoretischen Begründung für die Geltung dieses Wissens. Die gefühlsmäßige Erkenntnis hat vielmehr meist sogar etwas Beklemmendes an sich, von dem wir uns zu befreien trachten, indem wir sie in die rationale Form der Theorie bringen.

Die Ganzheitsproblematik zwingt uns auch nicht, die psychopathologische Methode etwa nur in der Richtung der sog. Logik und Systematik der Geisteswissenschaften zu orientieren, also vor allem an der Form der HEGELschen Dialektik (ROTHACKER) und der Art der existenzialistischen Hermeneutik (JASPERS, BINSWANGER), so wichtig uns auch besonders die letztere für die Erweiterung der individuellen Schwingungsfähigkeit unseres Gefühlslebens, gewissermaßen als Mittel für die konkrete Erfassung psychischer Gegebenheiten sein muß.

Der Weg in das irrationale Dunkel der Innenwelt, den das psychopathologische „Verstehen" uns zu beschreiten nötigt, muß vielmehr neben der konkreten direkten Orientierung an diesem Innen zugleich auch mit gleichsam rückwärtiger indirekter Orientierung an der Grenze des Außen vorgenommen werden, d. h. aber, mit der aus der „äußeren" Erfahrung gewonnenen, oder besser: bisher vor allem und ausgiebig an ihr erprobten mathematisch-rationalen Logik muß man versuchen, seinen Weg zu erhellen[1]. — So ist es auch zu verstehen, wenn dem chinesischen Weisen das All als Ganzes sich angesichts der Leere des Inneren der Kreisfigur nur, wenn man so sagen darf: von dem Hintergrund der Form der Periperie her als das Tao in seiner unermeßlichen Fülle darstellt, und wenn der chinesische Dichter der Sung-Zeit, CHAO I-TAO sagt:

Kunst schafft ein Etwas, das jenseits der Formen liegt,
Ist's auch ihr Amt, daß sie die Formen der Dinge bewahrt[2].

[1] Ich glaube, daß etwas Ähnliches auch v. ALLESCH mit dem meint, was er „gerichtete Intuition" nennt (nach Diskussionserfahrungen aus einem Göttinger psychologisch-psychiatrischen Kolloquium). Gemeint ist mit der gerichteten oder determinierten Intuition eine gelenkte, in gewissen Grenzen beschränkte Intuition, bei der durch willkürliche Einschränkung des Bereichs, auf den der intuitive Akt gerichtet ist, die Intuition eine ziemlich präzise bestimmbare Richtung bekommt. — Man kann übrigens auch die Form des Aktvollzugsverlaufs der Intuition direkt von der körperlichen Seite her beeinflussen; z. B. durch verschiedene Pharmaka: Die verschiedenen Rauschmittel sowie die verschiedenen körperlichen Techniken zur Erzielung ekstatischer Zustände gehören hierher. Zu fragen wäre, ob es sich bei der von v. ALLESCH gemeinten Methode nicht auch vielmehr noch um eine Differenzierung als um eine Einschränkung der Intuition handelt. Sicher *nicht* handelt es sich jedoch für ihn um ein Befürworten vagen Erfühlens mit „psychologischen Evidenzerlebnissen".

[2] CHAO I-TAO zit. nach O. FISCHER: Chin. Landschaftsmalerei. München 1923.

So ist auch die Art zu verstehen, wie dem indischen Brahmanen in der meditativen Versenkung mit dem Erlebnis des Ātman die Einsicht vom Geist des Ganzen, des Brahman, wird:

— dieser ist meine Seele (âtman) im inneren Herzen, kleiner als ein Reiskorn oder Gerstenkorn oder Senfkorn oder Hirsekorn oder eines Hirsekornes Kern;
— dieser ist meine Seele im inneren Herzen, größer als die Erde, größer als der Luftraum, größer als der Himmel, größer als diese Welten[1].

Und wie hier die Spannung zwischen dem unendlich Großen und dem unendlich Kleinen durch die Vorstellung von Reihenbildungen größer und kleiner werdender Dinge der äußeren Erfahrung gewonnen wird, so vollzog sich offenbar für Nicolaus von Cues angesichts des Begriffs des aus der Mathematik gewonnenen Unendlichen in der Unio mystica die Coincidentia oppositorum zum Ganzen, Einen. So fand Leibniz im Begriff der Monade eine Repräsentation für das Erahnen des Göttlichen. Bei allen finden wir eine rationale Basis als Ausgang für den Weg in die Unermeßlichkeit des Irrationalen. Und so, wie alle diese auf die unermeßliche Tiefe zielenden Begriffe auf eine Weise mit Gehalt erfüllt werden, die weitgehend aus einer sehr allgemeinen, rationalen Orientierung kommt, so muß es doch wohl auch möglich sein, sich in dem viel übersehbareren Gebiet der der Oberfläche näher liegenden psychischen Phänomene, mit denen wir es im Alltag zu tun haben, mittels solcher Begriffe zu orientieren.

Vergegenwärtigen wir uns überdies, wie die verschiedenen (bei den Andeutungen zur Analyse des Motivationszusammenhangs auf S. 98f. dargestellten) Weltaspekte mit dem inneren Zentrum des Erlebenden zusammenhängen, so muß uns dann umso mehr wahrscheinlich werden, daß eine gemeinsame Methode der systematischen Behandlung für alle aus demselben Zentrum kommenden und nur auf verschiedene Gegenstandsbereiche gerichteten seelischen Akte möglich sein muß:

Wenn wir von dem „höchsten“ mystischen bis zum „tiefsten“ mikrophysikalischen Aspekt sechs Phänomenbereiche unterscheiden, so können wir diese in eine Reihe stellen, bei der die äußersten Bereiche logisch in negativer Weise unbestimmt sind, die innersten in positiver Weise unbestimmt sind: nämlich individuell, in der aber die dazwischenliegenden Bereiche in allgemeiner Weise bestimmt sind. Also folgendermaßen:

unbestimmt

allgemein

individuell

mystisch „geistig“ seelisch organisch anorganisch mikrophys.

[1] Aus der Chandogya-Upanishad des Samaveda 3, 14, nach Deussens Übersetzung. Leipzig (Brockhaus).

Reduzieren wir nun die 6 Phänomenbereiche auf das Erlebnis zentrum, so ergibt sich schematisch das folgende Bild:

„Geist":	Vernunft:	Gefühl:	Organismus:	„Substrat":	Atom:
mystisch-irrational	geistig-rational	prälogisch-gegenständlich	organisch-differenziert	anorgan.-„körperlich"	mikro-physikal.

Verstand:	Gemüt:	Leib:	Körper:
rational-gedanklich	emotional-stimmungshaft	vital-plastisch	mechanisch-starr

Innenwelt:	Außenwelt:
seelisch	*leiblich*
(res cogitans)	(res extensa)

„Ich"
psychophysisches Erlebniszentrum

Das heißt: Die Differenzen unserer Erlebnisakte zerfallen in solche des geistigen und des körperlichen Bereichs. Indem wir abstraktiv die Differenzen verselbständigen, sprechen wir von solchen Erlebnisakten, die auf körperliche Dinge gerichtet sind, und von solchen, die auf geistige Wesen gerichtet sind: Unser reales Ich repräsentiert sich uns als unsere individuelle Seele und unser individueller Leib: die individuelle Seele ist das Zentrum und die Grundlage unserer Innenwelt und der individuelle Leib das Zentrum und die Grundlage unserer Außenwelt. — Den Bereichen der Innenwelt, sowie den Bereichen der Außenwelt entsprechen jeweils bestimmte Differenzen von Erlebnisakten, welche auf diese Bereiche gerichtet sein können. Das heißt: die auf „Dinge" gerichteten Erlebnisakte zerfallen in solche organischer, makrophysikalischer und mikrophysikalischer Aspekte und die auf „Wesen" gerichteten in solche seelisch-gefühlsmäßiger, geistig-rationaler und irrational-mystischer Aspekte.

Bei einer über die psychosomatische Ichwelt hinaus differenzierten Erlebnisweise treten zu den „ich-nahen", subjektiv individuellen Differenzen (denen ein individuell-seelisches und ein individuell-leibliches Erleben entspricht) allgemeine Differenzen hinzu: Das Rational-Gedankliche einerseits und das Physikalisch-Körperliche andererseits treten in den Sichtbereich, und das Rational-Gedankliche gewinnt für die Orientierung in der Welt seine so wichtige Bedeutung. In der Innenwelt scheiden sich auf dieser Differenziertheitsstufe: der Bereich des Verstandes und der des Gemüts, in der Außenwelt: der des Leiblichen und der des „Körperlichen" (im engeren Sinne). — Auf einer weiteren Differenziertheitsstufe tritt in der Innenwelt, aus dem rational-gedanklichen Erlebnisbereich hervorgehend, eine „unbestimmte" Differenz hinzu: das irrational-mystische Reich des „Geistes" im engeren religiös-mystischen Sinne, dem zugewandt das Erleben einen spezifischen irrationalen (das heißt aber nicht: anti-rationalen!) Charakter von ganz besonderer Sinnfülle bekommen kann, wobei jedoch der Sinn stets inhaltlich unbestimmt bleibt. Der durch das Hinzutreten dieses sublimen Bereiches veränderte Gesamtaspekt der gegenständlichen Innenwelt wird gekennzeichnet durch die gleichzeitige Veränderung der beiden anderen Differenzen, wobei dem Verstand auf dieser Stufe als geistiges Korrelat die Vernunft entspricht und dem Gemüt dessen geistig-differenziertes Korrelat: das Gefühl[1]. Und auf der Seite der Außenwelt entspricht dieser Differenziertheitsstufe mit dem Hinzukommen der ebenfalls „unbestimmten" Differenz des Mikrophysikalischen eine Dreiteilung in den Bereich des Organismischen, des organisch-differenzierten Leiblichen, — weiter in den Bereich des anorganisch-„Substrat"haften im Sinne der sog. klassischen oder Makro-Physik, — und drittens in den Bereich des Atomaren, der Welt der sog. Atom- oder Mikro-Physik. Auch hier fordert der mikrophysikalische die beiden anderen Aspekte neben sich, wenn der Mensch sich ihm zuwendet. Und auch bei dem auf die Außenwelt gerichteten Erleben entsprechen den verschiedenen Bereichen verschiedene Erlebnisarten, was sich deutlicher zeigt, wenn man sich das mögliche erkenntnismäßige Gerichtetsein auf die einzelnen Bereiche vergegenwärtigt[2].

Die bisher am meisten bearbeiteten Gebiete sind die der anorganisch-makrophysikalischen und der geistig-rationalen Wirklichkeiten. Zwischen diesen ist auch z. B. durch die Geometrie eine direkte gegenständliche Korrelation hergestellt worden. Und mittels der Anwendung der Methode der Isomorphie wurde eine weitgehende physikalische Wissenschaft aufgebaut, nachdem die geometrischen Gesetzmäßigkeiten in sich weitgehend bekannt waren.

In den individuellen seelischen und organischen Gegenstandsbereich hat man erst viel später methodisch einzudringen versucht. Und zwar von verschiedenen Seiten her: In den organischen sowohl von der physikalischen wie von der psychologischen, in den seelischen

[1] Unter Gefühl wäre danach gegenüber dem mehr stimmungshaft-zuständlichen Gemüt ein gegenständlich bestimmterer Erlebnisbereich zu verstehen: Gemüt und Gefühl verhalten sich wie Glück (stimmungshaft) und Freude (gefühlsmäßig) oder Angst (stimmungshaft) und Furcht (gefühlsmäßig).

[2] Dies wird näher belegt durch das Abgestimmtsein von Denken und Sein aufeinander (vgl. THEODOR LITT: Denken und Sein. Stuttgart 1948). Vgl. dazu auch S. 132f. — In der Ungleichartigkeit der sprachlichen Bezeichnungen im Schema (links mehr Hervortreten des psychologischen Erlebnismomentes, rechts mehr Hervortreten des Gegenständlichen) äußert sich, daß man im allgemeinen in der Innenwelt die Abhängigkeit des Erlebens von Gegenständlichkeiten und in der Außenwelt die Abhängigkeit der Gegenständlichkeiten von der Erlebnis- und Erkenntnis-Beziehung zu übersehen pflegt.

von der geisteswissenschaftlichen wie von der biologischen Seite aus. Nach unserer Übersicht (vorstehendes Schema) müssen wir aber der Meinung sein, daß der angemessene Weg für das Eindringen in den organischen Bereich der von der physikalischen Seite her, und der für das Eindringen in den seelischen Bereich der von der geisteswissenschaftlichen Seite her ist.

Es mag sein, daß eine direkte gegenständliche Beziehung wie zwischen Geometrie und Physik auch zwischen Psychologie und Biologie gefunden werden kann, wenn erst mehr über die individuellen Gesetzmäßigkeiten in dem einen oder anderen Bereich bekannt geworden ist, mag diese Erkenntnis nun aus der biologischen oder der psychologischen Forschung kommen. Für die Ausrichtung der psychologischen Forschung übersehe man dabei jedoch nicht das Folgende: Mit der sog. „geisteswissenschaftlichen" Forschungsweise wurden im Bereich des Seelischen bisher nicht minder wichtige Ergebnisse gefunden, wie mittels der autonom biologischen, aus der physikalischen Forschungsweise hervorgegangenen Methode in dem Gebiet des organischen Lebens. So kann der produktive „geistige" Prozeß, der im Widerstreit zwischen polaren Tendenzen nach übersehbaren Regeln zu verlaufen scheint, so wie ihn nach HEGEL die „historische Schule" zu beschreiben versucht hat[1], als eine gesetzmäßige Erscheinungsweise und Entfaltungsweise individuellen seelischen Gehaltes aufgefaßt werden. Ein solches Schema des produktiven individuellen geistigen Lebens ist aber aus einem *allgemeinen* Gesichtspunkt heraus (HEGEL) gefunden worden, also ausgehend von der rationalen geistigen Sphäre! Daß bei der Entfaltung des organismischen Lebens ganz ähnliche Entwicklungsvorgänge zu beobachten sind, wie bei der Entfaltung des „Lebens des Geistes", darf man deshalb nicht als ein Argument dafür nehmen, daß Psychologie biologisch betrieben werden müßte, sondern es ist neben dem Hinweis auf den „Vorteil unserer Stellung zwischen den beiden Welten", den wir für die Beschreibung der Lebenserscheinungen ausnutzen können, nur ein Argument dafür, daß die Vorgänge des organischen Lebens „in der Art ihrer Verknüpfung von allem uns Bekannten mit nichts so viel Ähnlichkeit haben wie mit denjenigen vitalen Vorgängen, von welchen wir die intimste Kenntnis besitzen, den psychischen" (SPEMANN)[2], daß beide individuell positiv bestimmbar sind, und daß man diese Tatsache im Sinne einer vorsichtigen Aufstellung von psychophysischen Korrelationen gleicher Differenziert-

[1] Vgl. E. ROTHACKER: Logik und Systematik der Geisteswiss. München 1926.

[2] SPEMANN, H.: Experimentelle Beiträge zu einer Theorie der Entwicklung. Berlin 1936.

heitsstufen, wie sie in der sog. Schichttheorie (wenn sie richtig verstanden wird!) im Ansatz vorliegt, verwerten kann.

Beachten wir weiter, daß die Geometrie, wie die axiomatische Forschung gezeigt hat, im Grunde nur eine bestimmte Erscheinungsform eines allgemeineren logisch-mathematischen Axiomensystems ist, — daß aber die Physik als eine Übertragung der Geometrie auf körperliche Gegenstände aufgefaßt werden kann, — und daß die Erweiterung der physikalischen Erkenntnisse, sowohl nach der Seite der biologischen (Virusforschung) als nach der Seite der mikrophysikalischen Phänomene hin, im Grunde auf eine Erweiterung des geometrischen Axiomensystems zurückgeht, das heißt also, daß sie ebenso wie die „geisteswissenschaftliche" psychologische Erkenntnis aus *allgemeinen* Gesichtspunkten der rationalen geistigen Sphäre hervorgegangen ist! Und beachten wir, daß durch die Integralanalyse sowohl die unbestimmten mikrophysikalischen wie die in bestimmten Grenzen variablen biologischen Gesetzmäßigkeiten faßbar zu sein scheinen (vgl. oben S. 103)! So dürfte es wohl nicht nur erlaubt sein, wie SPEMANN sagt, sich die Ähnlichkeit der organischen und der seelischen Vorgänge zum Versuch der beschreibenden Erfassung zunutze zu machen, sondern es muß wohl auch erlaubt sein, deren allgemeine Verknüpfungsform als die gleiche aufzufassen und sie für den geistig-seelischen Bereich ebenso wie für den organisch-körperlichen von der allgemein-rationalen Sphäre aus zu entwickeln.

Das enthebt uns natürlich nicht, und niemals, der Aufgabe, das *Dasein* der Gesetzmäßigkeiten anders als durch den Aufweis der konkreten Einzeltatsachen zu erfassen! Man muß sich bei aller Wertschätzung des Rationalen ja immer im Klaren darüber bleiben, daß es nur *eine*, wenn auch als allgemeine die wichtigste Funktion unserer Erkenntnis, aber doch nicht die *ganze* Erkenntnis ist.

Man bedenke dazu ferner: Die sog. negative Theologie des NICOLAUS von CUES, die übrigens in der heutigen Zeit in der philosophischen Methode des Transzendierens gegenüber dem Umgreifenden von JASPERS eine gewisse Parallele zu finden scheint, hat die mystische visionäre Erlebnisweise mittels des Begriffs des unbestimmt Unendlichen rationalisiert. LEIBNIZ' Erfindung des Integralbegriffs scheint auf einer Fortführung derartiger Gedankengänge beruht zu haben[1]. Die Parallelitäten zwischen der mystischen und der mikrophysikalischen Determinationsform geben heute Stoff zu mancherlei Diskussionen. Sollte man angesichts derartiger auffälliger Korrelationen nicht auch berechtigt sein, dem Versuch einer integralanalytischen negativen Biologie eine negative Psychologie gegenüberzustellen?

[1] Vgl. dazu z. B. H. L. MATZAT,: Die Gedankenwelt des jungen Leibniz, Beiträge z. Leibnizforschung, herausgeg. v. SCHISCHKOFF. Reutlingen 1947.

Diese hätte als *allgemeine* die speziellen individuellen Erfahrungstatsachen in einen systematischen Beziehungszusammenhang zu bringen. Sie hätte z. B. die Aufgabe, Schemata zu finden, welche, ähnlich den Integralgleichungen, mittels eines in bestimmten variablen Grenzen eingeengten Unbestimmten individuelle Erscheinungen zu erfassen gestatten, — welche Kombinationen von allgemeinen Zügen ausdrücken, die das Individuum so weit wie möglich zu erfassen vermögen. Man bezeichnet solche Kombinationen z. B. als Typen.

Es ist aber die Frage, wie weit Typen Ausdruck notwendigen Zusammenseins von allgemeinen Einzelzügen sind, wieweit hingegen nur zufällige, nach subjektiven Ordnungsgesichtspunkten hergestellte Gruppierungen solcher Einzelzüge. Was in dieser Beziehung eine „Axiomatik" der seelischen Phänomene zu leisten vermöchte, kann man bisher noch nicht übersehen. Es scheint aber nicht ausgeschlossen, daß hinreichend vollständige, nicht in sich widersprüchliche Systeme von qualitativ verschiedenen Einzelzügen sich finden lassen, welche z. B. logisch befriedigende Ausdrücke von psychologischen Typen oder von psychopathologisch typischen Vorgängen sein könnten, so daß durch diese allgemeinen Schemata dann eine Korrektur der Bedeutung von individuellen Befunden, sowie aber auch deren subtilere Erfassung möglich sein könnte. Etwas derartiges haben wir ja mit unserer Normalanalyse versucht, und wir wollen versuchen, im Folgenden noch zu sehen, ob nicht auch für die Analyse desjenigen abnormen Phänomens, das man als das Psychogene zu bezeichnen pflegt, durch eine derartige Methode eine Klärung herbeigeführt werden kann, ohne daß damit eine inadäquate Mathematisierung in den Bereich des Psychischen eingeführt werden muß[1].

Wir dürfen dabei — das sei nochmals ausdrücklich betont — natürlich nicht übersehen, daß der *Ausgang* unserer psychologischen Erkenntnis immer individueller, und nicht allgemeiner Natur ist. So wie es aus unserer schematischen Übersicht deutlich hervorgeht, ist uns ja in die individuelle Sphäre ein direkter erlebnismäßiger Zugang möglich. Die direkt feststellbaren individuell-konkreten Tatsachen bedürfen aber, damit sie überhaupt vergleichbar werden, einer begrifflichen Erfassung, welche stets auf allgemeinen Zügen an den individuellen Tatbeständen beruht.

Individuelles jedoch in allgemeiner Form auszudrücken, wird wohl stets nur näherungsweise möglich sein. Je mehr vom Individuellen man aber auf allgemeine Weise zu erfassen bestrebt ist, desto mehr

[1] Vgl. dazu auch weiter meine Kritik von CARL SCHNEIDERS Symptomenverbands-Theorie unter diesem Gesichtspunkt in Fortschr. Neur. **1949**, 31ff. und meinen Beitrag zur Strukturfrage des Korsakow-Syndroms im Arch. Psychiatr. **181**, 683ff.

Einzelzüge wird man zu bestimmen haben. Und damit die Menge dieser allgemeinen Einzelzüge nicht in eine zufällige Zusammenwürfelung auseinanderfällt, sondern ein gedankliches Korrelat eines notwendigen, individuellen Beieinander- oder Zusammenseins sein kann, muß dann wieder ein allgemeiner systematischer Zusammenhang gedacht werden können, welcher in indirekter negativer Weise mit einer gewissen Unbestimmtheit das positiv Individuelle wiedergibt, der jedoch zusammen mit diesem die positive individuelle Bestimmtheit als notwendig erkennbar macht.

So scheint es, daß durch dies Ineinandergreifen von Allgemeinem und Individuellem *das* an den individuellen Tatbeständen erkennbar ist, was notwendig so sein muß, wie es ist. Da man nun aber ein Axiomensystem auffassen kann als einen für Notwendiges maßgebenden allgemeinen Plan, nach dem verschiedene, auch gegensätzliche, individuelle Gegebenheiten (wie es in der Mathematik die Axiome, in der Psychologie die seelischen Primärqualitäten, in der Psychopathologie die krankhaften (qualitativ abnormen) psychischen Grundphänomene sind) in einen widerspruchslosen Zusammenhang gebracht werden können, so müßte man unter diesem Gesichtspunkt eigentlich auch die individuellen ganzheitlichen Gegebenheiten logisch-begrifflich erfassen können. Das Problem einer selbständigen Ganzheitstheorie würde damit vom logisch-begrifflichen, also rational-allgemeinen Standpunkt aus etwa das folgende sein:

Kann man als gedankliches logisches Korrelat zur konkreten individuellen Ganzheit eine begriffliche Ganzheit definieren als ein systematisches, in gewissen Grenzen unbestimmtes Bezogensein auf unselbständige, qualitativ verschieden (u. U. auch gegensätzlich) gedachte direkte Gegebenheiten (die Teile), zwischen denen ein bestimmter Strukturzusammenhang besteht; wenn man dabei unter Strukturzusammenhang versteht: ein widerspruchsloses System definierbarer Bedingungen, die nicht voneinander ableitbar sind, die aber insgesamt hinreichen jede einzelne von ihnen aus dem System als Ganzen abzuleiten und damit eine durch es bedingte Erscheinung oder Gegebenheit mit möglichster Eindeutigkeit widerspruchslos zu bestimmen? — Nach den vorangegangenen Überlegungen scheint es, daß man diese Frage bejahen kann.

§ 40. Das Psychogene als Problem einer psychophysischen kausalen Wechselwirkung.

Die „metaphysische“, ganzheitlich-irrationale Betrachtungsweise zeigt uns positiv eine psycho-physische Wechselwirkung, die wir nichtmetaphysisch naturwissenschaftlich bloß negativ ausdrücken („nichtorganisch") und die das sog. „Psychogenie"-Problem enthält. „Psychogenes Kranksein" bedeutet vom Körperlichen her „nicht-krank": es ist nichts Organisches zu finden, es liegt keine greifbare körperliche Krankheit vor. Und es bedeutet vom Seelischen her: Kranksein, Ausweglosigkeit, irgendeine Art von Verzweiflung, Hilflosigkeit, Not, die sich an eine körperlich nicht faßbare Störung heftet, aber die sich auch — und man spricht dann von psychogener Überlagerung — an eine körperlich faßbare Veränderung heften kann.

Dies Phänomen der Psychogenie, dessen Vorkommen abzustreiten absurd wäre, zeigt, daß es auch eine psycho-physische Kausalität gibt. Und faßt man die „Seele" als Ursache dafür auf, daß das körperliche Substrat des Leibes lebt (vgl. oben §36), so muß sie auch Ursache sein für die Erscheinungen abnormer Lebensäußerungen, wie es alle seelischen Krankheits*bilder* sind. Wie aber das körperliche Substrat andererseits Ursache dafür ist, daß der Leib existiert, so muß, wie wir meinen, eine *andere* Ursache für das Erscheinen der Krankheitsbilder, der organischen wie der psychogenen, auch in körperlichen Störungen liegen, die nur bei den „psychogen" genannten z. T. mit den bisherigen Mitteln noch nicht greifbar sind.

Anders ausgedrückt: Die Erscheinung des lebendigen Leibes kann gedacht werden als eine Funktion (in mathematischem Sinne) von zwei unabhängigen Veränderlichen, der Seele und des Körpers, die zusammen die Erscheinung bestimmen:

$$L = f(S, K) .$$

Dabei hat man unter S, der Seele, den Inbegriff der psychischen Phänomene, die sich auf Nicht-ausgedehntes beziehen, zu verstehen, oder die res cogitans, verstanden als eine Art determinierendes Prinzip für die konkrete psychophysische Einheit und unter K, dem Körper, den Inbegriff der psychischen Phänomene, die sich auf Ausgedehntes beziehen, oder die res extensa, verstanden als ein anderes, zweites determinierendes Prinzip für dieselbe konkrete psychophysische Einheit. Der lebendige Leib ist also nicht allein zu verstehen als ein Ausgedehntes, nämlich die Summe der körperlichen Substratelemente, sondern auch als die Erscheinung eines unausgedehnten Planes, einer nicht körperlichen Ordnung *durch* dieses körperliche Substrat. Statt Leib kann man auch sagen: Organismus. Aber nicht Mechanismus!

Der Mechanismus unterscheidet sich vom Organismus nämlich dadurch, daß ihm kein Gleichwertigkeitsverhältnis seiner in ihm enthaltenen Komponenten zugrunde liegt, sondern daß bei ihm die Komponenten in einem bestimmten, festen Abhängigkeitsverhältnis zueinander stehen. Beim Mechanismus einer Maschine z. B. handelt es sich um ein Abhängigkeitsverhältnis körperlicher Komponenten von einem seelischen, gedanklichen Ordnungsprinzip. Das Körperliche ist hier nicht gleichwertige Unabhängige neben dem Seelischen, sondern eine abhängige Veränderliche von der unabhängigen Veränderlichen S. Also:

$$M = f(K(S)) .$$

Das heißt z. B.: eine Maschine ist abhängig von ihrem Konstruktionsplan und von immer wieder auftretenden Impulsen, die ihr irgendein sie bedienendes psychisches Wesen zuführt. Genauer gesagt, die Summe der körperlichen Substratelemente, die Summe der Teile, aus denen die Maschine besteht, macht noch nicht die Maschine aus, sondern was den Mechanismus der Maschine charakterisiert, ist erst die richtige Anordnung der Teile nach einem Konstruktionsplan; dieser aber ist ein psychisches Phänomen, das als solches also auf eine res cogitans als Ursache der Maschine führt!

Zwischen den beiden unabhängigen Veränderlichen: Körper und Seele besteht im Organismus also keine abhängige sondern eine freie wechselseitige Kausalität[1], die sich in für uns ausreichender Genauigkeit mit ganz einfachen Begriffen erklären läßt. Wir können nämlich beide, Körper und Seele, als „Natur"-dinge ansehen, als „Substanzen", an denen etwas geschieht, und die in allen Änderungen sie selbst bleiben, die aber uns nicht als sie selbst, sondern nur durch ihre „Akzidentien", das heißt durch seelische und körperliche Phänomene gegeben sind. Die Substanzen sind also *mit* ihren Akzidentien, und ein Zustand der Substanz unterscheidet sich von einem anderen Zustand durch Veränderungen der Akzidentien.

Das kann man sich in einfachster Weise an einer bewegten Kugel veranschaulichen, die zur Ruhe gebracht wird. Die bewegte und die ruhende Kugel ist dieselbe, aber ihr jeweiliger Zustand, der durch sie selbst *und* ihr Akzidenz „Bewegung" bzw. „Ruhe" charakterisiert ist, ist beide Male verschieden. Beide Zustände unterscheiden sich dadurch voneinander, daß das Akzidenz „Bewegung" in das Akzidenz „Ruhe" umgewandelt wird. Die Bewegung wird durch die Ruhe ersetzt; aus der Bewegung wird die Ruhe. Aber *nur* weil eine andere Bewegung, z. B. die Bewegung einer anderen bewegten Kugel, gegen die die erste Kugel gestoßen ist, sich auch geändert hat, also z. B. sich vergrößert hat, wenn der Stoß die zweite Kugel fortschleuderte, oder auch aufgehört hat, wenn beide Kugeln nun ruhen. Das andere unabhängige Ding ist mit dem ersten in eine Wechselwirkung getreten.

---

[1] Zur Frage der wechselseitigen Kausalität vgl. E. ROGGE: Das Kausalproblem bei FRANZ BRENTANO, Stuttgart 1935, dessen Darstellung des Prinzips der Naturkausalität wir im folgenden benutzen.

Genau so Körper und Seele, nur daß sie *dauernd* in solcher Wechselwirkung sind, das heißt sie kommen nicht getrennt voneinander im Bereich der Erfahrung vor, sie sind immer zusammen verbunden, mit jeder Änderung der einen ist auch eine Änderung der anderen „Substanz" verbunden. Das heißt, schematisch vergegenwärtigt[1], wenn S und K die miteinander verbundenen Zustände der Seele (S) und des Körpers (K) im vorherigen Augenblick, und S′ und K' die miteinander verbundenen Zustände der Seele und des Körpers im folgenden Augenblick sind, daß im Augenblick t eine Wechselwirkung stattfindet zwischen den Zuständen S und K' sowie zwischen K und S'; indem aus

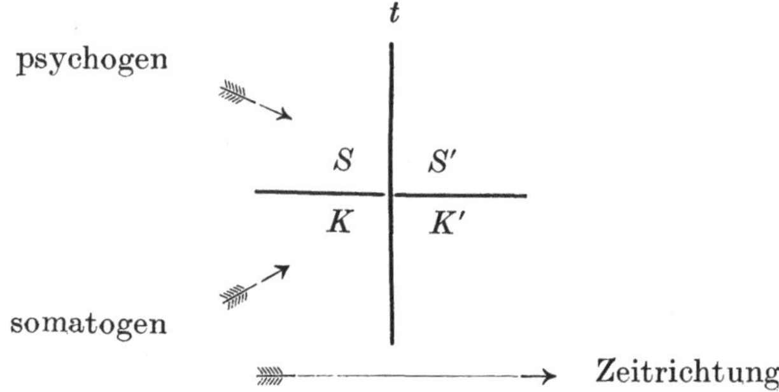

dem einen körperlichen Zustand K der Zustand K' hervorgeht, geht zugleich der Zustand S in den Zustand S' über und umgekehrt ebenso. Dieser Prozeß kann dabei von außen bewirkt werden wie z. B. im Falle des Erleidens eines Traumas oder von innen, wie es z. B. bei den spontanen Ausdrucksphänomenen der Fall ist.

So kann man es verstehen, daß die Seele, vielleicht darf man es einmal so vereinfachend sagen: wenn es ihr nicht recht wohl in ihrer Haut ist, auch der Ausgangspunkt dieses Wechselwirkungsprozesses sein kann. Und das wäre auch der Fall bei den psycho-genen „Erkrankungen". Diese selbst wieder müssen aber körperliche *und* seelische Ursachen haben: habituelle Mißempfindungen z. B. *und* ein falsches, das heißt der körperlichen Individualnorm nicht entsprechendes, der körperlichen Konstitution nicht genügend angepaßtes Streben nach einem körperlichen Wohlbefinden, das man nicht erreichen kann.

§ 41. Versuch einer deskriptiven Erfassung des Psychogenen im Phänomen.

Versuchen wir aber noch, ob sich nicht die indirekte Kausalität, welche im Psychogenen vorliegt, (wobei die eigentliche Ursache also nicht in direktem Zugriff, sondern sozusagen nur aus zweiter Hand faßbar ist), vielleicht noch im Phänomen selbst fassen läßt, indem

[1] In Anlehnung an Rogges Schema der Naturkausalität.

wir noch einmal auf den Fall des Mechanismus zurückkommen, bei dem dies durch die Analyse des Phänomens der Maschine ja möglich war; denn in der Maschine äußerte sich ja deren Psychogenese durch den Konstruktionsplan im Phänomen selbst.

Die Maschine kann man einen körperlichen Mechanismus nennen und könnte dementsprechend umgekehrt sich auch einen seelischen Mechanismus denken, bei dem der Impuls nicht von einem seelischen Phänomen, das auf eine res cogitans hinweist, sondern von einem körperlichen Phänomen, das auf eine res extensa hinweist, in Gang gebracht und unterhalten wird. Formelhaft ausgedrückt würde das heißen:

Gegenüber der Formel des körperlichen Mechanismus

$$f(K(S)),$$

die ein einseitiges Abhängigkeitsverhältnis körperlicher von seelischen Funktionen ausdrückt, müßte die Formel eines seelischen Mechanismus, bei dem ein einseitiges Abhängigkeitsverhältnis seelischer von körperlichen Funktionen vorläge, umgekehrt sein:

$$f(S(K)).$$

Hier, beim seelischen Mechanismus, wäre also danach die abhängige Veränderliche die Seele und die unabhängige Veränderliche der Körper, während es beim körperlichen Mechanismus umgekehrt war. —

Daß es solche seelischen Mechanismen gibt, zeigt die Erfahrung. Dieser Art sind z. B. die Zwangsmechanismen bei postencephalitischen Zuständen. Gegenüber der, wie man sagen kann: „freien“ Reaktion der Psyche in der organischen Reaktionsform bei den Psychosen (einschließlich Schizophrenie und Zyklothymie) wo die Seele ihrer Eigenart gemäß sozusagen spontan auf die körperlichen Vorgänge reagiert und dadurch, wenn man so sagen darf, je nach der Organisationsform der Psyche[1] die verschiedenartigsten psychischen Erscheinungsbilder bei den verschiedenartigen körperlichen Veränderungen vorkommen: also z. B. bei einer progressiven Paralyse manisch-depressive, schizophrene, einfach demente Bilder u.a.m. — gegenüber diesen sozusagen freien, spontanen Reaktionen der Psyche im Falle der organischen Reaktionsform[2] ist die Reaktion der Psyche im Falle des psychischen Mechanismus nicht frei, das heißt nicht vom Körperlichen her ungebunden, nicht unabhängig vom Körperlichen, sondern vom Körper-

[1] Viele würden hier sagen: je nach der Konstitution. Wir vermeiden diesen Terminus absichtlich aus ähnlichen Gründen wie den in § 37 angeführten. Er scheint uns für deskriptive Zwecke zu sehr mit hypothetischen Vorstellungen belastet. Vgl. oben S. 83.

[2] Daß diese Reaktionsform nicht die Krankheit ist, führt EWALD aus: Krankheitseinheit u. Reaktionsform. Z. Neur. **99** (1925) und: Dementia praecox und Schizophrenie. Z. Neur. **123** (1930).

lichen abhängig, vom Körperlichen her gebunden. In diesem Sinne sind z. B. spezifische seelische Erscheinungen, die von bestimmten körperlichen Vorgängen abhängen, als seelische Mechanismen aufzufassen, also z. B. zwangsartiges Auftreten von Schimpfwortvorstellungen bei postencephalitischen Schauanfällen[1] oder Aphasien bei bestimmten Hirnläsionen, kurz, alles körperlich lokalisierbare Psychische. Es sind dies somatogene psychische Mechanismen.

Die Maschine war diesen somatogenen psychischen Mechanismen gegenüber ein psychogener somatischer Mechanismus. Da nun ein „psychogenes" psychisches Phänomen im üblichen Sinne der Ausdruck eines psychogenen psychischen Mechanismus ist, müßte es die Formel bekommen:

$$f(S(S)) \, .$$

Diese Formel besagt zwar dadurch, daß K in ihr nicht vorkommt, daß hier keine eigentliche (körperliche) Krankheit vorliegen kann; im übrigen aber scheint sie eine Trivialität zu sein. Sie besagt doch nur: S hängt von sich selbst ab, und dazu wäre sie nicht nötig.

Die Formel ist aber nicht so trivial, wie sie aussieht, oder vielmehr: ihr triviales Aussehen rührt nur daher, daß unsere Symbole nicht genügend differenziert sind. Mit so undifferenzierten Symbolen wie S und K kommt hier nicht mehr als eine Trivialität heraus, oder anders gesagt: läßt sich nicht mehr als das Triviale am Phänomen wiedergeben. Differenzieren wir aber genauer, dann ergibt sich folgendes:

Mit S hatten wir den Inbegriff aller einzelnen psychischen Phänomene bezeichnet. Diese einzelnen seelischen Phänomene wollen wir jetzt mit s bezeichnen. Und demgegenüber entsprechend dem Inbegriff von allen einzelnen physischen Phänomenen K, diese einzelnen körperlichen Phänomene selbst mit k. Das läßt sich schematisch darstellen:

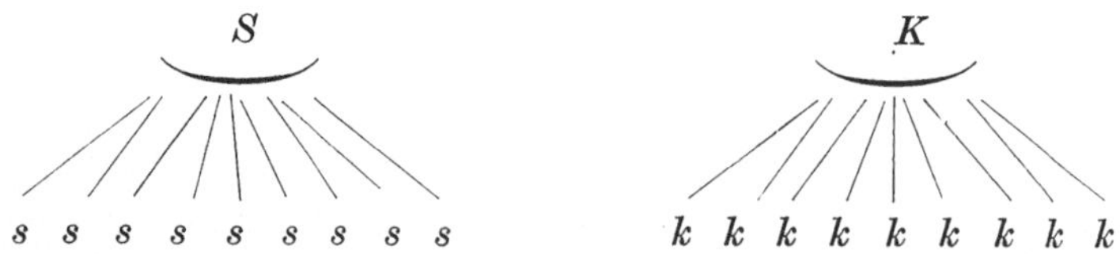

[1] Eigene unveröffentlichte Beobachtung aus der Anstalt Kortau b. Allenstein (Ostpr.). Zwangsartige Mechanismen, deren Analyse ja psychologisch von besonderem Interesse ist, sind bei Schauanfällen (Blickkrämpfen) und anderen extrapyramidalmotorischen Veränderungen des Zentralnervensystems verschiedentlich beschrieben worden; vgl. z. B. G. Hermann, Zwangsmäßiges Denken u. andere Zwangserscheinungen b. Erkrankungen des striären Systems, Mschr. Psychatr. **52** (1922). — G. Ewald: Schauanfälle als postencephalitische Störung, Mschr. Psychiatr. **57** (1925). — F. Kehrer: Verbindungen von choreatischen und tickförmigen Bewegungen m. Zwangsvorstellungen u. ihre Beziehungen zu d. Zwangsvorgängen b. Zwangsneurose und Encephalitis epidemica. Berlin 1938.

Was wir den Gegenstand eines einzelnen psychischen Phänomens nennen können, also z. B. ein Gedanke oder eine Vorstellung, wäre also mit „*s*" zu bezeichnen; was wir den Gegenstand eines einzelnen physischen Phänomens[1] nennen, also z. B. eine Empfindung (warm, hart o. ä.) mit „*k*". Ein psychisches und ein physisches Phänomen unterscheiden sich aber nur durch den Gegenstand, auf den sie gerichtet sind, sie unterscheiden sich nicht durch das, was sie sind: es sind nämlich beides psychische Akte[2]. Schematisch stellt sich dieser Tatbestand folgendermaßen dar:

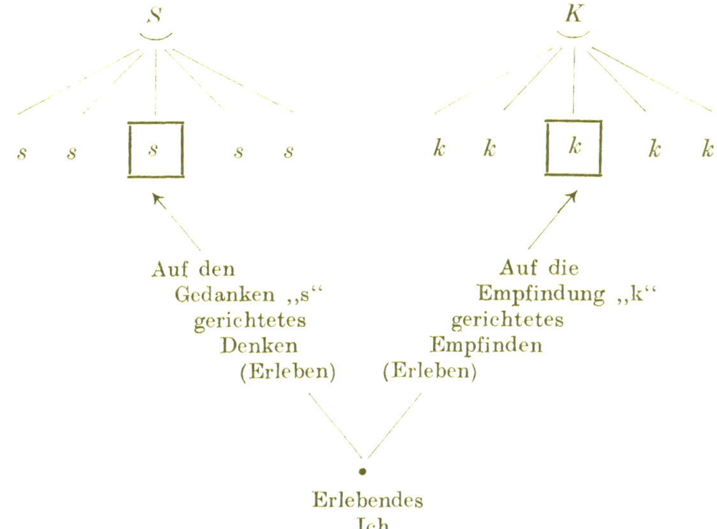

Damit ist der nicht-triviale Inhalt des Ausdrucks für den psychogenen psychischen Mechanismus: $f(S(S))$ aber noch nicht gefunden, sondern nur erst angedeutet. — Um ihn klar zu erkennen, müssen wir jetzt die Gegenstände, die die Aktqualitäten charakterisieren, (also „*s*" und „*k*"), noch näher betrachten und finden dann jedesmal zwei Seiten an ihnen: nämlich eine Objektseite und eine Subjektseite. Diese findet sich an allen Gegenständen seelischer Akte, an Gedanken wie an Empfindungen. Am leichtesten sieht man das wohl an der Empfindung ein. So kann man z. B. „weich" (im Schema: *k*) ein Fell finden,

[1] Zum Unterschied der psychischen und der physischen Phänomene vgl. § 21 und § 36. Man kann die ersten auch als Elemente von solchen Phänomenen definieren, denen seelische Wesen als „Substanzen" zugrunde liegen (sub-sistieren) und die letzteren als Elemente von solchen, denen körperliche Dinge subsistieren.

[2] Damit soll natürlich nicht gesagt sein, daß die verschiedenen psychischen Akte unter sich nicht qualitative Differenzen aufweisen; das „sein" ist hier logisch gemeint.

über das man streicht, aber man kann auch „weich" das „Gefühl" finden, das man dabei hat. Das erstemal empfindet man „objektiv", das anderemal „subjektiv". Ebenso kann mir aber auch beim Gedanken (im Schema: *s*), daß ich ihn habe, (subjektiv) Freude machen oder Bestürzung erregen und auf dem, was er (objektiv) besagt, weniger der Schwerpunkt liegen, oder etwas vager ausgedrückt: das Denken selbst kann mir (subjektiv) Freude oder mich betroffen machen und auf dem, was ich (objektiv) denke, weniger der Schwerpunkt liegen. Mein Denken ist dann leicht „unsachlich", „subjektiv", ebenso wie mein gefühlsmäßiges Empfinden „subjektiv" ist. Normalerweise nämlich bin ich *durch* das subjektive Moment *hindurch* auf das objektive Moment gerichtet: ich meine mit dem Gedanken nicht mein Ihn-denken und mit der Empfindung nicht mein Sie-empfinden. Ich meine den Gedanken und die Empfindung, so wie sie „objektiv" sind.

Von diesem Gemeinten sagt man auch, es sei das „intentional" im psychischen Akt Existierende (BRENTANO[1], HUSSERL). Der Akt aber, wie wir gesehen hatten, und das heißt im Grunde: der Denkende selbst, nicht das Gedachte, der Empfindende selbst, nicht das Empfundene, ist der *reale* Inhalt des Ausdrucks „Gedanke" oder „Empfindung". Nicht real ist nach unseren Analysen (vgl. oben § 19) der Gegenstand, der intentional im Akt existiert und auf den der Akt sich richtet. Der intentionale Inhalt des Aktes ist also modo obliquo vorzustellen, der Akt selbst aber als das Reale, wirklich Vorhandene, modo recto, wenn wir uns bei der Aussage „Gedanke" oder „Empfindung" auf einen realen Inhalt direkt beziehen wollen.

Nach dieser Überlegung können wir sagen, wie sich ein „organisches" und ein „psychogenes" Phänomen im Aktvollzug direkt unterscheiden: Ein modo recto gedachter „psychogener" Akt weist nicht durch seine Vollzugsform auf etwas körperliches Determinierendes hin wie der „organische" Akt.

Das bedeutet, genauer hingesehen, eine gewisse Auflösung der scheinbaren Trivialität $f(S(S))$. Dieser Ausdruck regt uns nämlich nicht bloß an, daß wir zwischen „S" und „s" unterscheiden, sondern er besagt auch noch, daß weder „K" noch „k" für die Charakterisierung des psychogenen psychischen Phänomens eine Rolle spielt, wie es beim organischen psychischen Phänomen $f(S, K)$ und beim organischen psychischen Mechanismus $f(S(K))$ der Fall ist: Das Phänomen der „freien" organischen *Reaktion* $f(S,K)$ weist *direkt* auf *Körperliches* hin,

[1] Der Begriff der Intentionalität ist von FRANZ BRENTANO durch seine Psychologie vom empirischen Standpunkt in die Psychologie und (phänomenologische) Philosophie eingeführt worden. BRENTANO hat ihn aus dem Begriff der intentionalen (mentalen) Inexistenz der Scholastiker entwickelt. Vgl. BRENTANO: Psychol. I, 124ff. Leipzig 1924 (Locus classicus der Intentionalität).

das Phänomen des organischen *Mechanismus* $f(S(K))$ weist *indirekt* durch Seelisches auf etwas *Körperliches* hin. Beim „organischen" Akt ist also das intentional in ihm Mitgegebene belanglos für die Erkenntnis des körperlichen Determinierenden, der reale *Aktvollzug selber* ergibt den körperlichen Faktor; beim Akt des somatogenen psychischen Mechanismus ergibt nicht der Aktvollzug selbst direkt den körperlichen Faktor, sondern nur indirekt *durch den intentionalen Inhalt.* — Der Akt des psychogenen psychischen Mechanismus dagegen weist weder direkt noch indirekt auf den körperlichen Faktor hin!

Doch auch zu dieser trivialen Feststellung brauchte man keinen so großen Umstand zu machen! Wir wären also damit wieder am Ende! Der psychogene Akt wäre ein gewöhnlicher seelischer Akt, das Psychogenieproblem wäre deskriptiv, das heißt, allein durch Beschreibung des psychogenen Aktes, nicht zu fassen. Alle Differenzierungen führen zu keiner Möglichkeit, einen psychogenen psychischen Mechanismus als einzelnes Phänomen rein deskriptiv in seiner Eigenart zu erfassen; wir kommen auf diese Weise über Trivialitäten nicht hinaus und müßten den psychogenen psychischen Mechanismus deshalb auf andere Weise, nämlich wie üblich, genetisch zu erfassen suchen!

Genaueres Zusehen ergibt jedoch, daß wir noch *nicht* am Ende sind. Es zeigt sich nämlich, daß sich der psychogene und der normale psychische Akt *doch* deskriptiv unterscheiden lassen, wenn man noch weiter differenziert. Es gibt nämlich psychische Phänomene, die nicht bloß direkt etwas intentional zum Inhalt haben, die nicht bloß *direkt* etwas meinen, wie z. B. das Empfinden direkt auf die Empfindung geht und das Denken direkt auf den Gedanken, sondern es gibt auch psychische Phänomene, die *indirekt* etwas zum Inhalt haben können, wie z. B. die Vorstellung einer Empfindung oder eines Gedankens.

Vergegenwärtigen wir uns dies an der Vorstellung der Empfindung „weich" als Beispiel. Bei dieser Vorstellung der Empfindung „weich" ist der direkte intentionale Inhalt der *Empfindung* „weich" nicht derselbe wie der direkte intentionale Inhalt der *Vorstellung* „weich", sondern der direkte intentionale Inhalt der Vorstellung ist *das Empfinden*, und der Gegenstand des Empfindens, die Empfindung, ist vorgestellt nicht in direkter Weise, sondern nur indirekt gegeben, indem die Vorstellung auf ihn verweist. — Man muß danach also sagen: bei dem unmittelbaren Innewerden der Empfindung, wo also der Schwerpunkt auf dem (subjektiven) *Empfinden* der Empfindung liegt, ist „weich" per primam intentionem und modo obliquo gegeben; beim Innewerden der Vorstellung der Empfindung ist „weich" per secundam intentionem und modo obliquo gegeben[1]. Diese Feinheiten des Aktphänomens entgehen der Beobachtung leicht durch die Tatsache der „Transparenz" des Seelischen (das nicht selbst beim Erleben in Erscheinung tritt, sondern durch das hindurch wir erleben), die die Aktvollzüge selbst nicht direkt, sondern nur durch ihre Gegenstände hindurch erfaßbar macht[2].

Es zeigt sich also, daß die scheinbare Trivialität $f(S(S))$ uns auf zwei wichtige Unterscheidungsmöglichkeiten von psychischen Akten hingewiesen hat:

1. auf die „Objektdifferenzen" nach den Beziehungen auf die Gegenstände des Erlebens, wobei die Hauptdifferenzen nach den Beziehungen auf Ausgedehntes und Unausgedehntes die seelischen Phänomene im weiteren Sinne in auf Körperliches bezogene „körperliche Phänomene" und in auf Seelisches bezogene seelische Phänomene im engeren Sinne differenzieren ließ (also eine Differenz, die auf Qualitätsunterschiede der spontanen seelischen Akte führte), und

2. auf die „Intentionalitätsdifferenzen" der seelischen Phänomene im engeren Sinne, nach denen diese sich wieder differenzieren lassen in solche, die auf ihren Gegenstand per primam intentionem bezogen sind, und solche, die auf ihren Gegenstand per secundam intentionem bezogen sind[3]. Die ersteren nennen wir *spontane*, die letzteren *reflexive* psychische Akte.

---

[1] Man beachte hier wieder, daß unsere Reduktion auf das Innewerden des Erlebens eine Gegebenheitsweise modo obliquo nennen muß, die im allgemeinen (nämlich bei der „ontologischen", „gegenstandstheoretischen" Haltung) als modus rectus erscheint. Der beschriebene Intentionalitätsunterschied bleibt, wie man sieht, aber auch bestehen, wenn man die für die psychologische Reduktion notwendige gnoseologische Wendung nicht mitmachen will.

[2] Vgl. § 21, Anm. auf S. 39/40. Wir werden unseres Sehens durch die gesehenen Gegenstände inne, unseres Hörens durch die Töne, unseres Denkens durch die Gedanken usw. Durch das (transparente) Medium des Erlebens (des Sehens, Hörens, Denkens) hindurch aber sind wir auf den Erlebnisstoff (die gesehenen Gegenstände, die Töne, die Gedanken) gerichtet.

[3] Die auf den Gegenstand per secundam intentionem bezogenen Akte kann man auch als „Vorstellungen" im Sinne von JASPERS den (inneren und äußeren) Wahrnehmungen gegenüberstellen, und man hat dann ein Kriterium für die Unterscheidung des Bildhaftigkeitsbewußtseins der Vorstellungen und des Leibhaftigkeitsbewußtseins der Wahrnehmungen in der primären intentionalen Gegebenheit des Erlebnisgegenstandes beim Leibhaftigkeitsbewußtsein und der sekundären intentionalen Gegebenheit des Erlebnisgegenstandes beim Bildhaftigkeitsbewußtsein. Man braucht also nicht, wie MAYER-GROSS bei der Gegenüberstellung von JASPERS, CARL SCHNEIDER und A. GRÜNBAUM in der kritischen Darstellung dieser Frage im Handbuch der Geisteskrankheiten von BUMKE (Bd. I, Berlin 1928) annehmen zu müssen glaubt, auf den „unanschaulichen Erlebnisanteil" (das würde in unsere Deduktion übersetzt heißen: auf das Aktvollzugsmoment selbst) zurückzugreifen um Vorstellung und Wahrnehmung im Sinne von JASPERS zu unteescheiden. (Vgl. auch die vorstehende Anmerkung Anm. 1.)

Wenn man so will, kann man gleichnishaft sagen, daß durch die Reflexion im intentionalen Moment des spontanen Aktes eine Art Brechung des Aktstrahls zustande kommt, und sich nun im Schema dies wie in Abb. 5 dargestellt, vergegenwärtigen.

Das Schema zeigt auf der rechten Seite einen unreflektierten, sogenannten spontanen psychischen Akt, links einen reflexiven Akt, der als auf einen spontanen Akt reflektierend dargestellt ist.

Die spontane Vollzugsweise des unreflektierten Aktes (rechts) gestaltet sich danach folgendermaßen: vom Ichzentrum direkt zur Objektseite des Akt*gegenstandes*. Die Vollzugsweise des reflexiven Aktes (links) geht vom Ichzentrum über die *Vorstellung* zur *Objektseite* des *Gegenstandes*, wenn sie spontan im weiteren Sinne ist, oder: vom Ichzentrum über die Vorstellung zur *Subjektseite* des Gegenstandes, wenn sie reflexiv im engeren Sinne ist.

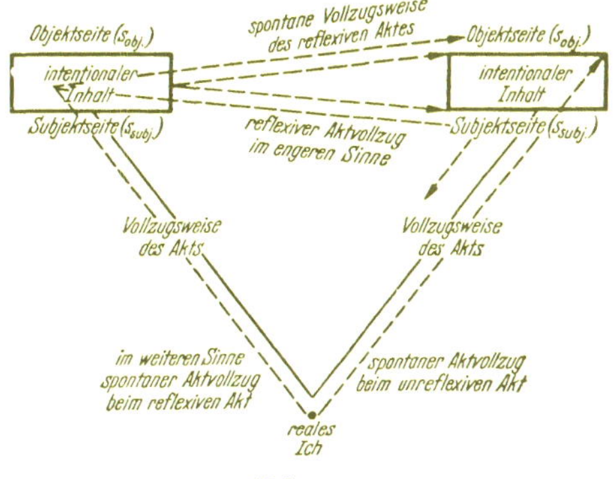

Abb. 5.

Durch die im engeren Sinne reflexive Vollzugsweise kann also die Richtung zum Gegenstand verloren werden, es kann zu einer Egozentrizität und zugleich zu einem Widerstreiten der Richtung des im engeren Sinne reflexiven Aktes gegen den spontanen Aktverlauf kommen. — (Eine Spontaneitätsstörung ist mit den meisten psychogenen Mechanismen verbunden. Die Gefahr ihrer Entstehung liegt, wie man sieht, im reflexiven Phänomen überhaupt bereit.)

Man beachte, daß dies Schema nur zur Verdeutlichung der logischen Differenzen des spontanen und des reflexiven Aktes dienen soll und daher dem Phänomen der Spontaneität (im weiteren Sinne) der reflexiven Akte nur sehr grob gerecht wird. Wenn man sich die dynamischen Unterschiede der Spontaneität der beiden Aktvollzugsarten vor Augen führen will, muß man die Natur des intentionalen Inhalts, oder anders gesagt, den Erlebnisstoff noch mehr berücksichtigen. Von diesem hängt es nämlich ab, ob der Vollzug des reflexiven Aktes mehr oder weniger „ekstatisch" ist, wie man sagen könnte. Um das „Ekstatische" der reflexiven Akte zu verstehen, muß man sich vergegenwärtigen, daß in jedem intentionalen Inhalt ein geistiger Kern ist, der mehr oder weniger Gewicht für die Dynamik des Aktes haben kann: am meisten Gewicht hat er beim Gerichtetsein auf „geistige", am wenigsten beim Gerichtetsein auf „natürliche" Gegenstände. Durch diesen geistigen Kern im intentionalen Inhalt (im Erlebnisstoff) entsteht gewissermaßen bei dem reflexiven Aktvollzug noch ein sekundäres Aktzentrum zwischen dem inneren „Ich", aus dem der Akt hervorkommt, und dem äußeren „Nicht-Ich", auf das der Akt hingeht, und zu dem hin sich der normale Akt „verlieren" muß. Die Dynamik der Vollzugsform des reflexiven Aktes unterscheidet sich daher von der gewissermaßen geradlinig-direkten, homogenen Vollzugsform des im engeren Sinne spontanen Aktes durch eine Art spiralförmigen Charakter: in dem Akt-„Verlauf" des reflexiven Aktes bildet sich, bildlich gesprochen, ein Spiralwirbel, dessen Kern das geistige Zentrum des intentionalen Inhaltes ist, und der dem Akt eine Art Zweitakt geben kann.

Den Kern dieser Spirale kann man also als ein sekundäres, „geistiges" Zentrum des reflexiven Aktes ansehen, durch das der reflexive Akt eine Art „Zäsur" bekommt. (Im Schema der Abb. 5 würde der Ort der Brechung des reflexiven Aktstrahls dieser Zäsur entsprechen.) Und diese „Zäsur" ist am intensivsten bei den „rein" geistigen Akten, bei denen durch sie eine formale „Vorwegnahme" des realen stofflichen Gehaltes zustandekommen kann, wie z. B. bei der „theoretischen" Einstellung zur Wirklichkeit und der sich als solcher bewußten geistigen Schau. Dabei kann sich aber auch der Akt in diesem sekundären geistigen Zentrum „verlieren", anstatt an das reale „Nicht-Ich" zu gelangen; so z. B. bei der sogenannten Spekulation, die nur schemenhafte Gegenstände vorspiegelt, welche nicht das „Nicht-Ich" repräsentieren, sondern nur Reflexe des denkenden „Ich" sind, ohne daß sie als solche erkannt werden; dann fehlt die Spannung zur äußeren Wirklichkeit oder zum „sachlichen" geistigen Gehalt, und der Gehalt solcher Akte hängt daher ganz von dem inneren Gewicht der denkenden Persönlichkeit ab. In sich selbst und als solches, ohne die Beziehung zum „Nicht-Ich", ist dies Geistige nur allgemeine, leere Form.

Weniger intensiv, aber doch deutlich das Wesen und den Charakter des Aktes bestimmend, ist die „Zäsur" bei den reflexiven Akten, die auf im engeren Sinne psychische Gegenstände gerichtet sind. Das psychologische Verstehen zwischen „Ich" und „Du", bei dem unter „Du" nicht ein reines „Nicht-Ich" verstanden wird, sondern ein Mittelding zwischen „Ich" und „Nicht-Ich", mit dem sich das „Ich" identifizieren kann, — dies psychologische Verstehen findet in dem sekundären Aktzentrum durch eine (geistige) „Identifizierung" des „Ich" mit dem „Du" statt, welche, wie THEODOR LITT überzeugend darlegt, die Möglichkeit des eigentlichen persönlichen Kontaktes *zwischen den Menschen* ist[1]. Aber auch eine psychologische Distanzierung wäre ohne dies geistige Moment wohl ebensowenig möglich, wie auch das eigentliche Innewerden bei der „inneren Wahrnehmung" der Erlebnisvollzüge. (Vielleicht könnte man dies letztere sich dann so erklären, daß durch den „Spiralwirbel im Aktvollzug" gewissermaßen eine flüchtige Protuberanz entsteht, von der aus ein Lichtschein den Aktverlauf erhellend erleuchten kann).

Und auch bei den auf die organischen und körperlichen Gegebenheiten gerichteten Akten kann die „Zäsur" noch wirksam sein und ihnen einen Sinnbezug geben, wenn z. B. ein lebendiges Geschehen oder eine körperliche Gestalt uns „anspricht" und uns irgendwie „stimmt".

Diesen Zusammenhängen soll hier nicht weiter nachgegangen werden. Man sieht aber wohl, daß das Schema auch mit den dynamischen Differenzen in Einklang steht, denn auch das hier auftretende Spannungsverhältnis zwischen „natürlicher" Sachbezogenheit und „geistiger" Sinnbezogenheit (von denen die erste die Gefahr der ungeistigen Sinnlosigkeit und die zweite die Gefahr der unnatürlichen Substanzlosigkeit in sich birgt) wird von ihm, wenn auch in grober formaler Vereinfachung wiedergegeben. — (Wer einem Denken „more geometrico" geneigt ist, sei noch darauf hingewiesen, daß, wenn man das Schema um die Achse des rechten, spontanen Aktstrahls aus der Ebene heraus klappt und auf das Schema von S. 116 stellt, sich die dort graphisch nicht dargestellte, aber im Text S. 118 ff. sinngemäß beschriebene „Höhe" der geistig-rationalen Differenz als Größe der möglichen Spannungsintensität zwischen Wirklichkeit und sekundärem Aktzentrum, also der Abgehobenheit beim reflexiven Erleben verstehen läßt. Dieser

---

[1] Vgl. LITT, THEODOR: Denken und Sein. Stuttgart 1948. LITT unterscheidet aber nicht, wie wir es hier tun, das primäre und das sekundäre Aktzentrum und muß daher einige Kontroversen gegen die ontologische und die mathematisierende Geisteshaltung führen, welche bei der hier vertretenen Auffassung entfallen.

Abgehobenheit würde dann ein verschieden großer Abstand des Ortes der Aktstrahlbrechnung links im Schema der Abb. 5 vom Schlußpunkt des Aktstrahls auf der rechten Seite für die verschiedenen Bereiche entsprechen. Und die Möglichkeit der Abhebung nimmt dann (siehe Schema auf S. 116) von links nach rechts hin etwa in der Form ab, daß das mystische Erleben zu einer „unendlich großen" Abgehobenheit, das geistig-rationale zur größten greifbaren, das seelische und vitale zu einer mittleren, das rein körperliche zur geringsten greifbaren Abgehobenheit führt; und das mikrophysikalische Geschehen zeigt, wenn es Gegenstand der Untersuchung wird, ein Ineinander-verflochten-sein, eine direkte *materiale* Beeinflussung von Subjekt und Objekt [1], d. h. aber, daß die Abgehobenheit hier „unendlich klein" oder praktisch aufgehoben ist). —

Um aber nun auf unseren formal-logischen Gedankengang zurückzukommen: Man kann es nach den vorangegangenen analytischen Überlegungen nun wohl verstehen, wenn gesagt wird, der spontane Akt unterscheide sich vom reflexiven durch seine einfache Intentionalität, während beim reflexiven Akt der Gegenstand in *doppelter* Intentionalität gegeben ist. Und bei diesen beiden secundären Intentionalitäten bekommt nun die scheinbar triviale Formel $f(S(S))$ einen nicht mehr trivialen Sinn. Wir müssen nur für die differenzierteren Unterschiede auch entsprechend differenzierte Symbole einsetzen. Wir sahen, daß es sich um Differenzen an psychischen Phänomenen im engeren Sinne, an „s" handelt, und zwar um die der Objekt- und Subjektseite, die jetzt im Gegenstandsbereich erscheinen. Wenn wir sie mit $s_{\text{subj.}}$ und $s_{\text{obj.}}$ bezeichnen, (vgl. Abb. 5), so ergibt sich nunmehr, daß die Formel eine bestimmte *Beziehung zwischen diesen beiden sekundären Intentionalitäten* ausdrückt. Zwischen den beiden Intentionalitäten besteht ein bestimmtes Abhängigkeitsverhältnis. Befragen wir das Phänomen, wie dies Abhängigkeitsverhältnis ist, so zeigt sich, daß die subjektive sekundäre Intentionalität von der objektiven sekundären Intentionalität abhängen muß, wenn der reflexive Akt richtig, das heißt normal verlaufen soll, (wenn er die gleiche Stelle erreichen soll, die auch der spontane Akt erreichen würde); also:

$$\text{reflexives psychisches Phänomen} = f\,(s_{\text{subj.}}\,(s_{\text{obj.}}\,)).$$

Der normale reflexive Akt stellt also einen psychogenen psychischen Mechanismus dar, und zwar einen solchen, bei dem ein subjektives sekundär-intentionales Moment von einem objektiven sekundär-intentionalen Moment abhängig ist. Das heißt z. B. für die Empfindung: daß sie, auch wenn sie mit dem deutlichen „Bewußtsein" des Empfindens vor sich geht, normalerweise abhängt von der Qualität des Gegenstandes und nicht von den Vorstellungen des Empfindenden über die Art der Empfindung: also z. B. wenn ich über ein Fell streiche,

[1] Diese materiale Beeinflussung von Subjekt und Objekt ist von anderer Art als die auf der anderen Seite vorhandene geistige Beeinflussung von Objekt und Subjekt und darf nicht mit dieser verwechselt werden.

daß ich die Empfindung ,,weich" nicht nach bestimmten Vorstellungen mollig-warmer oder seidig-kühler Weichheit, sondern unvoreingenommen so empfinde, wie sich das Fell tatsächlich anfühlt. Diesem ,,*objektiven*" psychogenen psychischen Mechanismus läßt sich nun aber ein ,,*subjektiver*" psychogener psychischer Mechanismus gegenüberstellen mit der Formel:

$$f(s_{\text{obj.}}(s_{\text{subj.}})).$$

Und damit hätten wir dann den Fall des sog. ,,psychogenen" Phänomens erhalten. Hier wird nicht das subjektive Moment durch das objektive Moment korrigiert, sondern umgekehrt das objektive durch das subjektive.

§ 42. Die psychogene und die normale psychische Dynamik.

Nun aber drückt das ,,psychogene" Phänomen im eigentlichen Sinne *noch* eine weitere Differenz aus: nämlich, daß das subjektive Moment einen *höheren* Erwartungswert hat, als ihn das objektive Moment *erfüllen* kann. Das heißt aber, wir werden hier auf eine differenzierte Werdensnormbestimmung im Bereich des quantitativ Abnormen geführt.

Das Mißverhältnis zwischen dem objektiven und dem subjektiven Moment im sekundär Intentionalen weist auf eine Störung hin, die auf einem dem Objektiven nicht genügend angepaßten Streben, auf einer unkorrigierten individuellen Werdensnorm, einer illusionären Idealnormvorstellung beruht; es drückt ein Unbefriedigtsein von dem real Gegebnenen aus, ein Enttäuschtsein durch das real Mögliche, ein Nicht-erfüllt-sein einer Erwartung, die dem real Möglichen nicht richtig angepaßt, die gewissermaßen utopisch ist. Dies Phänomen des eigentlich Psychogenen drückt also ein abnormes, der Wirklichkeit nicht Rechnung tragendes Streben nach Möglichkeiten aus, die nicht erfüllbar sind. Ihm liegt also eine unrichtige, utopische Werdensnormvorstellung, eine durch Unerfülltsein der kollektiven Werdensnorm falsche Individualnorm im eigentlichen Sinne (vgl. Schluß von § 37, Tabelle S. 91 und die tabellarische Übersicht über die Differenzen des psychischen Normbegriffs) zugrunde. Und wenn man nur die beiden allgemeinen Differenzen der Realnorm und der Idealnorm annehmen will, kann man auch sagen: es wird eine individuelle Werdensnorm erstrebt, die nicht auf die Kritik durch das Sein Rücksicht nimmt, die nicht aus einer Seinsnorm entwickelt ist: eine unrichtige, zu subjektive Idealnorm, die nicht aus der Realnorm bestimmt worden ist.

Verfolgt man diese Gedanken weiter, so sieht man, daß ein psychogenes ,,Gestörtsein" weit ins Normale hineinreicht, ja, daß es da sein muß, damit überhaupt ein lebendiges Streben möglich ist. Damit wir nicht rein objektive, trocken sachliche Automaten werden, die immer wieder nur ganz allgemeine Erwartungen durch alle Erfahrung bestätigt finden, müssen wir immer wieder von der objektiv determinierten in die subjektiv determinierte Einstellung *zurückschwingen* können, das heißt, das objektive Allgemeine muß uns auch in subjektiver individueller Weise lebendig werden. — Damit wir nicht nur voreingenommene rein subjektive Schwärmer werden, die immer wieder nur ganz spezielle Erwartungen durch die Erfahrung *nicht* bestätigt finden, müssen wir immer wieder von der subjektiv determinierten in die objektiv determinierte Einstellung zurückschwingen können, das heißt neben dem individuell-subjektiven Einzelerleben auch einen Blick für die allgemeinen Züge der objektiven Wirklichkeit haben.

Ein Ungenügen am Gegebenen ist ja noch lange nicht abnorm. Wohl aber ist abnorm ein *zu großes* Ungenügen am Gegebenen und ein darauf beruhendes Immer-größer-werden dieses Ungenügens. Und das charakterisiert nun ja das psychogene Phänomen im eigentlichen Sinne: es ist nicht ein Übergang von objektiver zu subjektiver psychischer Determination, das heißt von der Realität der Erfahrung zu einer entsprechenden objektiven Vorstellung. Es ist auch nicht ein Übergang von subjektiver zu objektiver psychischer Determination, das heißt von subjektiven zu objektiven Vorstellungen durch Realitätskritik. Sondern es ist ein Übergang von einer subjektiven zu einer anderen subjektiven psychischen Determination, das heißt von einer subjektiven Vorstellung zu einer anderen subjektiven und zwar noch subjektiveren Vorstellung, wobei der Anschluß an die (objektive) Realität nicht mehr zustande kommt.

Das also ist der eigentliche Sinn des psychogenen Mechanismus: er ist Ausdruck einer Störung des normalen Hin- und Herschwingens zwischen spontan und reaktiv durch eine abnorme reflexive Einstellung, die auf einem quantitativen Mißverhältnis zwischen objektiv- und subjektiv-reflexiver Einstellung zugunsten der subjektiven beruht. Die „Erfahrung" erreicht auf diese Weise nicht die Wirklichkeit. Eine subjektiv eingeengte Einstellung zur Realität, ein Haftenbleiben am Individuellen, ein Nichtdurchdringen zum Allgemeinen, ein Mißverhältnis zwischen Wollen und Vollbringen äußert sich somit im psychogenen Mechanismus.

Das psychogene „Kranksein" bedeutet dabei also nur ein abnorm großes Mißverhältnis zwischen der objektiven und der subjektiven Einstellung, so daß auf Grund dieses quantitativen Mißverhältnisses die Unmöglichkeit resultiert, selbständig das richtige Verhältnis zur Realität wiederzufinden, es bedeutet die utopische Verstiegenheit, die den Weg zur Wirklichkeit verloren hat und auf Hilfe angewiesen ist, um ihn wiederzufinden; es bedeutet kurz: „falsche, verfahrene seelische Situation.“

§ 43. Zusammenfassender Überblick über die Analyse des psychogenen Phänomens. — Die Hysterie als Übergang zum Normalen.

Wir können nun versuchen, das „psychogene“ psychische Phänomenen den anderen uns hier interessierenden psychischen Phänomenen deskriptiv gegenüberzustellen.

Es steht erstens als *gebundene* Reaktion gegenüber der „freien“, spontanen Reaktionsform der Psyche bei den Psychosen. Der spontane psychische Akt der organischen Reaktionsform weist aber gegenüber dem „psychogenen“ psychischen Akt noch einen qualitativen Unterschied in der *Erlebnisform* auf. Diese weist beim Akt der organischen Reaktionsform auf Körperliches, auf die „organische“ Veränderung hin. Der „psychogene“ Akt ist demgegenüber in der Erlebnisform normal, d.h. ohne Hinweis auf eine körperliche Veränderung.

Der Akt des „psychogenen“ psychischen Phänomens steht gegenüber zweitens dem Akt des somatogenen psychischen Mechanismus, das heißt allem lokalisierbaren Psychischen (vgl. § 41, S. 125/126). Dieser somatogene psychische Mechanismus weist auf etwas gegenständliches Körperliches oder Seelisches hin, also z. B. als Empfindung auf gegenständlich Körperliches, als Gedanke auf gegenständlich Seelisches, und weist auf Körperliches zurück (periphere oder zentrale Sensibilitätsstörung, Aphasie, postencephalitischer Zwangsgedanke). Demgegenüber ist der „psychogene“ Akt kein somatogener, sondern ein psychogener psychischer Mechanismus, der auf Seelisches (z. B. Gedanke) oder Körperliches (z. B. Empfindung) hinweist und *auf Seelisches zurückweist* (Erlebnis). Erlebnisgebundene Reaktionen sind aber noch nicht „psychogen“ im engeren Sinne.

Der „psychogene“ Akt steht drittens gegenüber dem normalen reflexiv-reaktiven seelischen Akt. Dieser weist direkt hin auf ein seelisches Erleben (z. B. Denken, Empfinden) und weist indirekt hin auf gegenständliches Seelisches (Gedanke) oder Körperliches (Empfindungsobjekt), und er weist zurück direkt auf einen objektiven psychogenen psychischen Mechanismus (also z. B. die Bestimmung des Denkens vom gedanklichen Gegenstand her, des Empfindens vom Empfindungsobjekt her) und indirekt auf gegenständliches Seelisches (Gedanke, d. h. gedanklicher Gegenstand) oder Körperliches (Empfindungsobjekt).

Diesem normalen reflexiv-reaktiven seelischen Akt gegenüber weist der „psychogene“ psychische Akt im engeren Sinne ebenso direkt hin auf seelisches Erleben und ebenso auch indirekt auf gegenständlich Seelisches oder Körperliches; er weist aber zurück nicht auf einen objektiven psychogenen psychischen Mechanismus (Determinierung des Denkens durch den gedanklichen Gegenstand, des Empfindens durch das Empfindungsobjekt), sondern *auf einen subjektiven psychogenen psychischen Mechanismus* (Bestimmung des gedanklichen Gegenstandes vom Denken her, des Empfindungsobjektes vom Empfinden her) und damit indirekt *nur auf seelisches Erleben* (Denken, Empfinden) und nicht auf seelische Gegenstände (Gedanken„ding", Empfindungsobjekt). Einfacher (aber auch weniger differenziert) ausgedrückt: ein psychogenes Phänomen kann sich durchs Erleben auf Körperliches oder Seelisches richten, und in ihm drückt sich durchs Erleben immer *nur ein anderes Erleben* aus; in einem normalen psychischen Phänomen drückt sich aber durchs Erleben Körperliches oder Seelisches (im weiteren Sinne) aus. Oder noch einfacher: ein psychogenes Phänomen kann durch Seelisches *nur Seelisches*, ein normales kann durch Seelisches sowohl Seelisches als auch Körperliches ausdrücken.

Die relativ einfache und doch differenzierte Beschreibung gelingt nur durch den Terminus „subjektiver psychogener psychischer Mechanismus" und dadurch, daß sich in dieser, man kann sagen: auf *einen* charakteristischen Augenblick reduzierten Beschreibung auch ein dynamisches Geschehen in eben diesem Augenblick festhalten, gleichsam fixieren läßt, wie in einem zur mikroskopischen Untersuchung benutzten Präparat, das ja auch nur ein Momentbild aus einem lebendigen dynamischen Geschehen ist, das aber trotz seiner Starrheit doch unter Umständen tieferen Einblick in die strukturellen Zusammenhänge ermöglicht und der klinischen Beobachtung zu einer differenzierteren Unterscheidung der lebendigen Vorgänge dient als noch so weitreichende pathogenetische Untersuchungen.

Vergegenwärtigt man sich nämlich nach unseren vorangegangenen Analysen den komplizierten Aufbau des subjektiven psychogenen psychischen Mechanismus, so muß man sagen: Ein einzelner subjektiver psychogener psychischer Mechanismus ist noch nicht „psychogen" im eigentlichen Sinne, sondern er ist normal, wenn er auf einen vorhergehenden objektiven psychogenen psychischen Mechanismus zurückweist. Der subjektive psychogene psychische Mechanismus des „psychogenen" Geschehens im engeren Sinne weist aber nicht auf einen objektiven, sondern auch wieder auf einen subjektiven psychogenen psychischen Mechanismus zurück.

Dadurch drückt sich in ihm eine Störung des spontanen Reaktionsvermögens aus, eine Gebundenheit an die subjektive Vorstellung (das voreingenommene „gewollte" Denken, das voreingenommene „gewollte" Empfinden) und ein Unangepaßtsein an die objektive Gegebenheit (den gedanklichen Gegenstand, das Empfindungsobjekt), die das normalerweise freie Oszillieren zwischen der objektiven und subjektiven Einstellung zur subjektiven Einstellung zurückzieht. In dieser *Störung der Spontaneität* liegt das Phänomen der Psychogenie. — Man beachte hier, daß Spontaneität nicht dasselbe ist wie Wille! Spontaneität ist ein viel weiterer Begriff als der des Willens. Zwar ist auch das eigentlich freie Wollen eine Äußerung der Spontaneität, aber der freie Wille ist ein sog. „bewußtes", die Spontaneität ein sog. „unbewußtes" psychisches Phänomen. Der Wille wäre demnach also als „bewußt" gewordene Spontaneität aufzufassen. — Daraus ergibt sich, daß es nicht richtig ist, das Psychogenieproblem als ein Willensproblem aufzufassen. Es ist ein Spontaneitätsproblem und als solches viel weiter als das engere Willensproblem, welches sozusagen nur eine spezielle Unterform bestimmter psychogener Erscheinungen, nämlich die „bewußtseinsnahen", (die sog. „hysterischen") betrifft.

Wird nun die Gebundenheit an das subjektive intentionale Moment so groß, daß die Spontaneität fast ganz verloren geht, daß durch die verkrampfte subjektive Voreingenommenheit ein unvoreingenommenes, unmittelbares Erleben kaum noch möglich ist, so kann man von dem Übergang zu einer Veränderung des Erlebens sprechen, die sich im psychogenen „Kranksein" äußert.

Ob aber ein psychogenes Phänomen *im eigentlichen Sinne krankhaft* ist oder nicht, kommt darauf an, ob das seelische Erleben, von welchem es Ausdruck ist, in seiner Erlebnisweise qualitativ abnorm ist oder nicht. Als psychogenes Phänomen als solches ist es nicht krankhaft. Allerdings gibt es psychogene Mechanismen, die von krankhaften, das heißt qualitativ abnormen psychischen Phänomenen in Gang gebracht werden. So können *krankhafte* Erlebnisse wie z. B. schizophrene oder andere (organische) Halluzinationen *psychogen „verarbeitet"* werden.

Es gibt dann psychogene Mechanismen, die von gradmäßigen, quantitativ abnormen psychischen Phänomenen in Gang gebracht werden. So können z. B. intensive schockartige Sinneseindrücke (Schreck, illusionäre Verkennungen) psychogen „verarbeitet" werden, aber auch intensive Vorstellungen (Befürchtungen und Wünsche). *Diese auf gradmäßigen, quantitativ abnormen psychischen Phänomenen beruhenden psychogenen Mechanismen bilden den Bereich des Psychogenen im engeren Sinne.* Wir unterscheiden in ihm die mehr reflexartig-instinktiven psychogenen Schreckreaktionen und Primitivreaktionen im Sinne KRETSCHMERS[1], die psychogenen Furchtreaktionen,

[1] Vgl. E. KRETSCHMER: Medizinische Psychologie. Leipzig, seit 1922 in zehn Auflagen.

welche wir hypochondrisch zu nennen pflegen, und die psychogenen Wunschreaktionen, unter denen diejenigen, welche als Tendenz- oder Zweckreaktionen bezeichnet werden, eine besondere Rolle spielen. Unter diesen letzteren gibt es nämlich Fälle, die Übergänge zwischen dem Bereich des als gradmäßig Abnormes aufzufassenden rein Psychogenen und dem Normalen darstellen: die hysterischen Reaktionen im eigentlichen Sinne.

Es gibt also drittens auch psychogene Mechanismen, die von *normalen* psychischen Phänomenen in Gang gesetzt werden, und zwar ganz zielbewußt in der Absicht, krank sein oder scheinen zu wollen, Krankheit oder Kranksein sich vorzuspiegeln oder aus ganz bestimmten Gründen anderen vorzuspielen, sei es nun um ihnen zu imponieren oder sie zu ärgern oder warum sonst. Dabei können dann aber die psychogenen Mechanismen sich vom bewußten Wollen des Spielers oder Simulanten lösen, selbständig werden und schließlich sogar gegen den Willen des sich ihrer bedienenden Spielers Ernst werden, so daß sich gewissermaßen der Spieler in seine Rolle verliert. Hierbei führt der mit dem psychogenen Mechanismus verbundene Spontaneitätsverlust dann zu Willensschwäche und Charakterlosigkeit[1], Substanzverlust, Haltlosigkeit, Affektausbrüchen und Süchtigkeit. Soweit diese als *Hysterie im wirklichen Sinne* zu bezeichnenden Fälle auf eigensüchtiger Unwahrhaftigkeit beruhen, kann ihr Kranksein mit Recht als Strafe für Schuld aufgefaßt werden, während die eigentliche Simulation als solche überhaupt nicht mehr die Frage des psychischen Abnormen — und damit auch nicht mehr das eigentliche Hysterieproblem betrifft; denn drastisch gesagt: Simulation ist nicht „abnorm“, sondern (als Unwahrhaftigkeit) verwerflich.

Die verachtende Herablassung, die man — wenn auch oft nur unausgesprochen — den Hysterikern mit ihrem übertriebenen, unecht wirkenden Getue, mit ihrem krampfhaften „Affektpumpen“[2] durch das absichtliche Laufenlassen der psychogenen Mechanismen entgegenbringt, ist also falsch, da man sie damit den Simulanten gleichsetzt. SOKOLOWSKY hat, wie GAUPP berichtet, bereits 1895 den Un-

---

[1] Das Hysterieproblem hat enge Beziehungen zur Charakterfrage und damit zum bewußten richtigen Normstreben, das wir als „Charakterkoeffizienten“ der Charakterstruktur gegenübergestellt haben. Vgl. §§ 29, 30.

[2] Der aus dem psychogenen Mechanismus resultierende Spontaneitätsverlust führt zu Affektstauungen, welche dann in irgendeiner Form zur Lösung drängen. Das vor der Lösung bestehende Gefühl der intensiven Affektspannung können manche Hysteriker genießen, andere benutzen es zu anderen Zwecken. — KRETSCHMER spricht vom Affektpumpen, wenn Hysteriker sich durch gegenseitige Gefühlsansteckung in Erregung und Spannung versetzen. Vgl. E. KRETSCHMER: Hysterie, Reflex und Instinkt, 3. Aufl. Leipzig 1944.

terschied zwischen „psychogen“, „hysterisch“ und „simuliert“ treffend charakterisiert, wenn er sagte:

„Dem Neurastheniker [bei dem, wie wir sagen würden, psychogenes Kranksein im engeren Sinne vorliegt] ist seine Krankheit Qual und Schrecken, dem Hysterischen [bei dem, wie wir sagen würden, psychogenes Kranksein im weiteren Sinne vorliegt] Trost und Rettung, auch unter der Voraussetzung schwer empfundener subjektiver Beschwerden... Der Simulant will krank *scheinen*, der Hysterische krank *sein*... Erlösung haben wir als das ersehnte Ziel der Hysterischen aufzufassen, sie lebt als gesuchtes oder gefundenes Kleinod in jedem hysterischen Individuum, mitunter maskiert, entstellt, vom Kranken selbst in ihrem Wesen nicht erkannt, geschweige denn anerkannt. Sie wird unter Umständen mit dem äußersten Selbstbetrug erkauft, der mitunterlaufende Betrug der Mitwelt ist nie und nimmer das Ziel — er wird nur mit in den Kauf genommen. Hierin haben wir den wesentlichen Unterschied zwischen hysterischem und simuliertem Kranksein zu suchen.“[1]

Der Hysterische ist also ein schuldhaft verirrter Leidender: ihm gegenüber ziemt sich damit Mitleid und verständige Hilfe, wenn auch natürlich nicht Anerkennung seiner Haltung. Das heißt, daß man ihn zwar nicht weichlich bemitleiden soll, daß man ihm aber eine Art verzeihendes Verstehen entgegenbringen muß — sonst setzt man sich ihm gegenüber ins Unrecht. Es ist eine Art der Einstellung dem Hysteriker gegenüber zu fordern, die derjenigen gleicht, die Jesus von uns (Sündern) gegenüber den (anderen) Sündern fordert. Da diese Einstellung wegen unserer aller „menschlicher Schwäche“ sehr schwer zu gewinnen ist und die Mehrzahl der Menschen und Ärzte mehr den „Gerechten“ und „Pharisäern“ als den „Liebenden“ „Demütigen“ gleichen, wird den Hysterikern am leichtesten unter allen Leidenden und Hilfesuchenden unrecht getan, — auch dann noch, wenn sie von den Simulanten geschieden werden (was im praktischen ärztlichen Alltag allerdings sehr häufig *nicht* geschieht, da die Begriffe psychogen, hysterisch und simuliert meist dort immer noch mehr oder weniger synonym gebraucht werden). —

Man sieht durch diese Analysen, welch einen hoch komplizierten Aufbau das psychogene Phänomen hat, und man wird so in die Lage gesetzt, zu verstehen, welch weitreichende Einflüsse es mitbestimmend verändern können, wie weitreichende Beziehungen es zum Normalen und Pathologischen hat. — Wir wollen diese Beziehungen nicht im

---

[1] SOKOLOWSKY, ERNST: Hysterie und hysterisches Irresein. Zbl. f. Nervenheilkunde 1886, 302ff. Zit. nach R. GAUPP: Wandlungen des Hysteriebegriffes. Mschr. Psychiatr. **99** (1938). Neben K. JASPERS Darstellung in seiner allgemeinen Psychopathologie und dem 8. Kapitel (Vom Charakter der Hysterie) aus L. KLAGES: Die Grundlagen der Charakterkunde. Leipzig 7. Aufl. 1936 (bei dem man sich allerdings von KLAGES metaphysischer Einstellung und seiner falschen Bewertung des Geistigen distanzieren muß) gibt diese Abhandlung von GAUPP wegen ihres weiten Horizontes wohl die beste Einsicht in das Wesen und die Problematik der Hysterie.

einzelnen verfolgen, da wir uns keine speziell psychiatrische Aufgabe gestellt haben[1] und da uns auch nicht das Normale, in das hinein, wie man wohl gesehen hat, hier viele Wege beginnen, und auch nicht das Geistige, in das die Charakterfrage bei der Hysterie führt, zum Untersuchungsgegenstand vorliegt, sondern nur das psychisch Abnorme, zu dessen Klärung uns das Gegebene zu genügen scheint.

§ 44. Über das Helfen beim (psychogenen) Kranksein.

Die vorangegangenen Analysen waren nötig, um das „psychogene" Phänomen klarer und deutlicher deskriptiv erfassen zu können, als das durch den vagen Ausdruck „psycho-gen" allein möglich ist. Kehren wir nach ihnen zu unserem Beispiel von § 40 (vgl. S. 124) zurück, dessen Simplizität nun wohl nicht mehr mißverstanden werden kann.

„Erkrankt" also einer an habituellen Mißempfindungen, weil sein Anpassungsvermögen an diese nachläßt, so wird man ihm nicht mit Versuchen, diese Mißempfindungen selbst zu beseitigen, helfen können, sondern nur dadurch, daß man ihm einsichtig macht, daß er mit ihnen fertig werden muß. Psychogene „Erkrankungen" werden beseitigt, wenn mittels der differenzierten Normbestimmung erkannt wird, *was* jedem Einzelnen ihm angemessen erstrebenswert sein muß und erstrebensmöglich ist. „Vernünftige" ausdifferenzierte Menschen „erkranken" daher so selten psychogen, nicht deshalb, weil sie keine psychogenen Störungen hätten, sondern deswegen, weil sie mittels ihrer Selbstkritik diese als solche erkennen, weil sie Erreichbares und Erstrebtes immer wieder gegeneinander auszubalanzieren vermögen. *Wenn* sie aber psychogen erkranken, ist ihnen aus ihrem Kranksein oft deshalb so schwer zu helfen, weil es eines besonders großen Aufwandes von Scharfsinn und Feingefühl bedarf, um sie zu verstehen, und weil ihnen wirksam zu helfen, oft die Kapazität des Helfen-wollenden übersteigt, so daß dieser nur das Leid des anderen mit einer Art Ehrfurcht vor dem Phänomen noch kommunikativ erfassen, vielleicht auch den Leidenden noch trösten kann, daß er aber, weil unser Erfassungsvermögen für individuelle Normen begrenzt ist, die notwendige Hilfe nicht leisten kann.

Es zeigt sich nämlich, daß, wie es unheilbare Krankheiten gibt, es auch unheilbares seelisches Leid gibt, das sich in Kranksein äußert und

[1] So scheint uns z. B. für die Analyse der Paranoia von Bedeutung zu sein, daß ein *dauernder* psychogener Mechanismus zu irreversiblen abnormen Erlebnisvollzügen führen kann, die krankhafte Erlebnisweisen vortäuschen können, wenn man nicht scharf auf den qualitativen Unterschied im Aktvollzug als Kriterium für das Krankhafte achtet. Darauf soll an anderer Stelle mit Analysen des Gewißheitsbewußtseins im Wahnerleben näher eingegangen werden.

dem abzuhelfen nicht menschenmöglich ist, — dem wir nur ergriffen gegenüberstehen können, in der Ergriffenheit innewerdend unseres eigenen menschlichen Unvermögens und zugleich der Ahnung der Möglichkeit einer Hilfe und eines Trostes, den wir „göttlich" nennen, ohne zu wissen, was Gott ist.

IX. Schluß.

§ 45. Das rationale und das emotionale Moment des Normbegriffs.

Es hat uns damit zum Schluß das Psychogenieproblem vom qualitativ Abnormen wieder zurückgeführt zum quantitativ Abnormen, zum Abnormen im eigentlichen Sinne, und wir können nun abschließend sagen:

Krankheit ist wohl immer körperlich; Kranksein jedoch, so haben wir hinzuzufügen, ist immer seelisch. Mit anderen Worten: Krankheit ist, psychisch qualitativ abnorm, in der Dimension des Leiblich-Körperlichen; Kranksein ist, psychisch quantitativ abnorm, in der Dimension des Seelischen. Kranksein ist jene Form des psychisch Abnormen, die man als seelische Resonanz der Krankheit, als Resonanz eines qualitativ Abnormen aus der Dimension des Körperlichen im Seelischen zu begreifen hat, aber die auch zugleich die Unmöglichkeit bedeutet, Normforderungen zu erfüllen, sei es nun mit dem Bewußtsein der Unzulänglichkeit und dem Leiden am Unvermögen oder ohne dasselbe, und von der aus es hier einen Übergang zu anderen, nicht eigentlich krankhaften Formen der Versagenssituation gibt.

Wenn wir daher sagen: ein Mensch *ist krank*, so sagen wir mehr, als wenn wir sagen: er *hat eine Krankheit*. Mit Krankheiten hat es nur die medizinische Wissenschaft zu tun, der Arzt aber als Mensch auch mit kranken Menschen. Der Krankheit hat man deshalb mit wissenschaftlichem Heilenwollen, dem Kranksein mit menschlichem Helfenwollen zu begegnen. Das letztere ist dabei ohne das erste nicht denkbar, wohl aber umgekehrt in vielen Fällen das erstere ohne das letzte, da Krankheit durchaus nicht in allen Fällen auch Kranksein heißt. Diese Tatsache ist für die Frage des Kompetenzbereichs der auf das Kranksein gerichteten sog. Psychotherapie von (oft anscheinend nicht genügend beachteter) Wichtigkeit[1].

---

[1] Dadurch, daß in den Kontroversen der „psychotherapeutischen Schule" gegen die sogenannte „Schulmedizin", aber auch umgekehrt in mancher Ablehnung von „Psychotherapie" durch die „Schulmedizin" häufig Krankheit und Kranksein nicht begrifflich unterschieden werden, sind m. E. viele unerfreuliche Mißverständnisse und unfruchtbare Diskussionen zu erklären.

Im Kranksein überschneiden sich also zwei[1] Normen, eine körperliche und eine psychische; und eine differenzierte Normbestimmung hat im Falle des Krankseins nach gesonderter Analyse und Bestimmung jeder einzelnen von beiden, der körperlichenNorm in sich ebenso wie der seelischen Norm in sich, die Beziehungen zwischen beiden festzustellen und zu versuchen, aus den Feststellungen vieler beobachteter Beziehungen eine neue, die psychophysische Norm zu gewinnen. Denn man kann ebensowenig das Seelische einer körperlichen Norm unterstellen wie das Körperliche einer seelischen; man kann nicht das Seelische mit körperlichem und das Körperliche mit seelischem Maßstab genügend genau messen. Man kann das Seelische vom Körperlichen her nicht angemessen verstehen und umgekehrt das Körperliche nicht angemessen vom Seelischen her beurteilen. Man muß vielmehr die *Wechselwirkung* von beiden am *Individuum* untersuchen.

Da das Individuum aber als solches irrational, nur gefühlsmäßig „geahnt", nicht verstandesmäßig begriffen werden kann, bleibt uns rational nur übrig, die Phänomene einzeln zu analysieren, mühsam nacheinander eins zum andern zu fügen und zu versuchen, im Nacheinander rational zu verifizieren, was wir in eins gefühlsmäßig zu ahnen imstande sind.

Richtig oder wahr nennen wir aber unser Gefühl erst dann, wenn rationale Analyse und gefühlsmäßige „Synthese" konvergieren: nur wenn wir auch gedanklich begreifen, was wir gefühlsmäßig geahnt haben, sagen wir, unser Gefühl sei richtig gewesen, es habe uns das Richtige, die Wahrheit gezeigt. Erst wenn wir *fühlen*, „es ist richtig", und *urteilen*, „es ist nicht falsch", können wir von Wahrheit sprechen; nur das letztere aber ist Sache der Wissenschaft, die das *Kriterium* für die Wahrheit geben soll, aber nicht die Wahrheit selber gibt.

Genau so ist es bei der Norm: wir bestimmen mit Hilfe der differenzierten Normanalyse, was dem Individuum nicht unmöglich sein kann; aber daß dies nicht-Unmögliche möglich wird, dazu bedarf es noch einer Nuance des Emotionalen, die sich unserem rationalen Fassungsvermögen entzieht. Das Urteil, die rationale Verneinung: „nicht unmöglich", enthält oder drückt aus, so können wir sagen, die Forderung nach der Ergänzung durch die emotionale Bejahung: „möglich!". Das Urteil, die rationale Verneinung: „nicht abnorm" muß daher von der emotionalen Bejahung „normal!" ergänzt werden. Das Urteil aber, was die rationale Verneinung dieser Verneinung ausdrückt, also das Urteil: „nicht nicht-abnorm", was soviel bedeutet wie

[1] Im Grunde sind es sogar drei Normen; denn die geistige Alternative von richtig (normal) und falsch (abnorm) muß man ja auch als Norm auffassen. Ihre Bedeutung für das psychisch Abnorme ergibt sich aus §§ 20 bis 29 nnd insbesondere § 30.

„nicht normal“, muß durch die emotionale Verneinung von „abnorm“ ergänzt werden, das heißt aber, anders ausgedrückt, durch das Abgestoßenwerden von „abnorm“ und das Sichhinwenden zu „normal“.

Wird auf diese Weise (erst) rational *und* (dann) emotional die Norm bestimmt, so ist sie notwendig richtig. Wird aber umgekehrt erst gefühlsmäßig gewertet, so ist diese voreilige Bewertung ein Vorurteil, das zufällig, aber nicht notwendig richtig sein kann.

Für die Wissenschaft wird aber die Vermeidung von Vorurteilen verlangt, und deshalb muß die differenzierte Normbestimmung die Grundlage eines wissenschaftlichen Normbegriffs sein.

Undifferenzierte, einseitige und unvollständige psychische Normbegriffe

(vgl. Kapitel II).

Wertnormbegriffe:

Idealnormbegriff: wie man sich vorstellt, daß der betreffende zu Beurteilende sein soll.

Idealer Durchschnittsnormbegriff: wie man sich vorstellt, daß der Durchschnittsmensch sein soll.

Wertfreie Normbegriffe:

Realnormbegriff: wie nach tatsächlicher Feststellung der betreffende zu Beurteilende bis „jetzt" gewesen ist.

Realer Durchschnittsnormbegriff: wie man bei tatsächlicher Auszählung einer Menge deren durchschnittliche Beschaffenheit feststellt.

KURT SCHNEIDERs **„realer" Durchschnittsnormbegriff:** wie man sich vorstellt, daß der Durchschnittsmensch ist.

Tabellarische Übersicht über die Differenzen des differenzierten psychischen Normbegriffs

(vgl. Kapitel V, insbesondere § 28).

Individuelle Werdensnorm. Abstraktion des für das Individuum ohne Hinblick auf die anderen Individuen, mit denen es lebt, überhaupt Möglichen (die meisten Möglichkeiten enthaltend).

Kollektive Werdensnorm. Das für das Individuum im Hinblick auf die anderen Individuen, mit denen es lebt, Mögliche (weniger Möglichkeiten enthaltend).

Eigentliche Individualnorm. Die durch die kollektive Werdensnorm begrenzte individuelle Werdensnorm, welche Wahrscheinlichkeitswert für das Individuum hat. Die Richtschnur für richtiges individuelles Werden.

Eigentliche Kollektivnorm. Durch das Mitsein mit anderen bestimmte individuelle Mindestnormforderung.

Individuelle Seinsnorm. Inbegriff des wirklichen augenblicklichen und gewesenen Seins des Individuums als solchen, also alles bis „jetzt" vom Individuum Gegebenen.

Kollektive Seinsnorm. Inbegriff des wirklichen augenblicklichen und gewesenen Seins des Individuums in bezug auf das Kollektiv, dem es angehört (zu unterscheiden von der Durchschnittsnorm des Kollektivs selbst, vgl. § 28, S. 54f.).

Namenverzeichnis.